❖ 张锡纯医学全书 ❖

伤寒论讲义

医学衷中参西录(第七期)

张锡纯 / 著

中国医药科技出版社

内 容 提 要

　　本书是张锡纯生前的最后一部著作。《伤寒论》是我国第一部理论联系实际的经典著作，古今中外之研习者代有贤人，但不免附会牵强、晦涩罕通。张先生反复分析、讲解，又以经验证明，凡古人未发之意、先圣言外之旨，皆倾囊而出。故此书，未读《伤寒论》者，不可不读，已读《伤寒论》者，尤不可不读。

图书在版编目（CIP）数据

　　伤寒论讲义/张锡纯著. —北京：中国医药科技出版社，2014.7
　（张锡纯医学全书. 医学衷中参西录；7）
　ISBN 978 - 7 - 5067 - 6724 - 8

　Ⅰ.①伤…　Ⅱ.①张…　Ⅲ.①《伤寒论》–研究

　Ⅳ.①R222. 29

　中国版本图书馆 CIP 数据核字（2014）第 055643 号

美术编辑　陈君杞
版式设计　郭小平

出版　　中国医药科技出版社
地址　　北京市海淀区文慧园北路甲 22 号
邮编　　100082
电话　　发行：010 - 62227427　邮购：010 - 62236938
网址　　www. cmstp. com
规格　　880×1230mm$^1/_{32}$
印张　　6$^1/_2$
字数　　138 千字
版次　　2014 年 7 月第 1 版
印次　　2022 年 7 月第 8 次印刷
印刷　　三河市万龙印装有限公司
经销　　全国各地新华书店
书号　　ISBN 978 - 7 - 5067 - 6724 - 8
定价　25.00 元
本社图书如存在印装质量问题请与本社联系调换

校注说明

　　《医学衷中参西录》为清末民初河北盐山县张锡纯所著，是张氏毕生心血及经验的结晶，被医家奉为"医家必读"，"至贵至宝之救命书"，"第一可法之书"等。全书共七期30卷，自1918年分期出版后，多次印行。此次校订均以各期最后版本为底本。

　　按最初的印刷顺序，本书一、二、三期为方剂，四期为药物，五期为医论，六期为医案，七期为《伤寒论》，为方便读者阅读，本次对其中的内容做了些微调整，将属不同期的相似内容归于一处，仅留原来的题目，如第五期第二卷内容为中药，将其与第四期中药合并，仅留第五期第二卷的题目；五期五卷的内容是张氏对《伤寒论》的认识，合并到七期作为"附"的内容，而仅留五期五卷的题目。

　　本书药物篇第五卷介绍的西药，其名称现已不用，但书中其他卷次还多有涉及，故本次校订仍然收入，对这些西药名做了补注，并对其中字母拼写错误进行了校正。全书中有距今久远，文言难懂的词句，都做了补注，并标明了出处。

　　此次校订，除依据底本与其他校本核校外，还对文中引用的《素问》《灵枢》《伤寒论》《金匮要略》原文，进行了校勘。

　　另外，我们对其中的错别字、标点符号进行了认真的核对，对中药名称按《药典》进行了规范。在此不一一列出。

编　者
2014 年 5 月

第七期

放鱼诗（并序）

有客馈活鲤鱼两尾，皆长尺余，急命孙辈送之河中。又家人买鱼中鳢鱼❶一尾独活，亦命孙辈运河中。因作放鱼诗以留纪念，且欲令孙辈知惜物命也。

鳢眠知拱北，鲤鱼化为能。水阔任游泳，何落人手中。送汝归江去，潭深少露踪。闻香莫贪饵，网罟避重重。随流多食物，慎勿害微生。

此诗为先师未殁前二日所作，仁慈之怀，溢于言表，与周子养鱼记同一怀抱，可并垂千古。于病患缠绵中，犹能有此豪兴，信非学深养到者不能也。

受业李宝和记

题先师张寿甫先生遗像

先生义气薄重霄，遗像神姿万古豪，
一片婆心昭日月，千秋令闻卿云高。
精思慧眼轶群伦，冀北神医天下闻，
试缅音容怀叔度，高山安仰挹清芬。

深县受业张堃方舆顿首

---

❶ 鳢（lǐ）鱼：鱼名。亦称"黑鱼""乌鳢"。

王　序

　　古圣贤作医学，以救济群生，为举世日用，所需甚于水火，进而与世运相消息、相盛衰。岐黄衣钵，代有传人，间世一出，良有以也。盐山张寿甫先生，寝馈医学，垂五十年，博综典籍，神明而变化之，辨天道之盈虚消长，察禀赋之南北各殊，因时辨方，按脉立法，会通今古，兼用中西。四方学者归之如云，而先生不厌不倦，复遂同人之请，设函授学校，以广流传。先生冲和直谅，济世为怀，延诊求方者，户屦常满，沉疴宿症，无不立应，应无不效。而请益者，或前席陈词，或函牍纷杳，口讲手答，竟委穷源，言无不尽，甚或漏夜未尝有倦容。居迪尝请先生量为同志分劳，以事珍卫。先生愀然曰：病机之变，万有不齐，一字之微，毫厘千里，曷敢稍自懈逸，假手于人哉！呜呼，先生布衣蔬食，不慕荣利，与夫所著《衷中参西录》六期，固人所共知者耳，而先生之立身植品，一以圣贤为指归，譬彼谈佛，世人但知我佛之成道救人，而我佛之投崖饲虎，殆未能尽知也，先生诚千古之传人哉！癸酉秋，居迪道次津沽，见先生精神奕奕，宏论博议，犹如往昔，乃别。经匝月❶，逮还沽上，而先生已归道山。回忆别时，先生若有不愉色者，然岂预有所知耶？小儿毓瀛幸辱门墙，备蒙教育，未及一修北面之仪，其抱憾又何如耶？长公子春生兄，梓函授遗篇，为《衷中参西录》第七期以行世，是未读《伤寒论》者，固不可不读；已读《伤寒论》者，尤不可不读之书也。虽止于《伤寒论》，而大要可以类推。春生兄克继先业，家学渊源，自必能神明变化，以成先生未竟之志，而济世寿民讵有量哉！

甲戌暮春河间王居迪惠安

---

❶　匝月：满月。

高　序

范文正公曰：不为良相，必为良医。盖以燮理阴阳，补偏救弊，致平而定乱，起死而回生，良相、良医其揆一也。或曰举一政而四海胪欢，进一言而万民食德，良相之丰功伟烈，岂医者三指一方所可侔哉？曰不然，子之所拟述而不作之时医，而非所谓良医也。良医者，必先治儒通经，寝馈于《本经》《灵》《素》，能于医理触类旁通，发人之所未发，然后本悲天悯人之怀，出其绪余以问世，进而济众临证则妙绪环生，退而著书立论则名山不朽。仲景而后，代有闻人，若晋之王叔和、唐之孙思邈、宋之成无己、明之喻嘉言，以及有清徐、张诸贤皆是也。中古以后，治乱相寻，世少长治久安之策，而多活人济世之书，是良相致治一时，犹未若良医垂法千古也。吾先师张寿甫先生，品学身世，于本集各期序文及前三期自序已见崖略，称之为良医，洵无愧色矣。及读先生之书，仰见盹盹恳恳之诚，流露行间字里，其善气迎人之概，求之他书未之有也。发明医理，本诸载籍，以求弦外之音。如畅论大气，发人之所未发；化裁经方，言人之所不敢言。以古今禀赋不同，为体以亲尝药力之特效，为用不空谈、不讳过，立身于不败之地。语可惊人，而效归实用，求之前贤亦未之有也。故《衷中参西录》前出六期，久已名重医林，风行海内，私淑名流，遵用方论救人无算，先生意犹未足。于癸酉春，发起医学函授，先生时年七十有四，精神矍铄，乐此不疲，手制讲义夜分不倦。函授要目，首重伤寒；继之以温病、杂病，以及临床医话，范围愈广，预定四年毕业。尝曰：吾老矣，今将未了之事，托诸函授，四年之后，吾门中必有人材辈出，以行吾志，则可息影田园，乐吾天年矣。时不敏亦列门墙，方自期许，不图是年八月，先生遽归道山，伤寒讲义方告结束，温病正在开端，仅得遗方十一首。长公子春生君，裒❶辑讲义成书付梓，公之于世，名曰《衷中参西录》第七期，与前六期合为一集，成先志也。书中名贵之处，笔难尽述，要在繁征博引，与古为新，而又与古人精蕴天然合拍，水到渠成，汇为大观。论断中有云吾人生于古人之后，不可以古人之才智囿我，实贵以古人之才智启我，然后医学方有进步。呜呼！寥寥数语，可见吾师毕生之志矣，谓之为全书三昧亦宜。

民国二十有三年甲戌春二月通县受业高崇勋砚樵谨序

---

❶ 裒（póu）：聚集。

题 咏 六 首

寻到源头一苇航，天空海阔任平章，洛阳已贵名山集，又见七期肘后方。

百家曾已注伤寒，剩义无多智欲殚，独取经方加变化，古今禀赋岂同看。

卅年心血结晶莹，扫尽飞云月自明，且把六经为注脚，果然一语息纷争。

温病遗方十首多，坳堂杯水起洪波，新机肯傍他人户，绝笔麟经意若何。

吉光片羽自成家，天外奇峰灿落霞，拾得寒山微意后，春风满座话长沙。

欲将心事付鸿篇，满纸云烟朵朵莲，天意果然关造化，长留遗憾永年年。

通县受业高崇勋砚樵谨识

林　序

　　圣人以益世为心，不以名利自私。农黄之世道，在君相既明农教稼制礼作乐，而天行时气、饮食、寒暑恐民之不免于疾病也，乃复阐明医理，圣人之用心其周匝为何如乎！降及后世，人心日偷，医者多炫其术以市利，又或不学无术，以其生人者杀人，虽历代不乏名家著述，然自仲景而后，多空谈玄理，鲜能证诸实验。遂使我中华数千年神圣医学，几如曙后晨星矣。吾师盐山张寿甫先生，博学穷经，感医学之颓废，怅医德之沦丧，慨然以振兴医学为己任。行道数十年，足迹遍天下，沉疴宿痼群医束手，一经诊视，无不着手回春。所著《医学衷中参西录》凡六集，不仅风行遍国中，西人亦译为番文，奉为圭臬。书丹拳拳，私淑亦既有年，衣食奔逐，未能执弟子之役。自先生设立函授医学校，始得附列门墙，讲义以《伤寒论》开始，且《伤寒》一书虽代有注者，仍不免附会牵强，晦涩罕通。先生反复解释，胥以经验证明，使学者易于领悟。顾书丹素性鲁钝，请益繁多，函牍往还，无或有间，先生不贵其渎，而勖其勤，随问批答；瀹我性灵，益我神智，方期努力加勉，仰答裁成。何意六经讲义甫毕，而先生遽归道山，呜呼！先生绝诣苦心，竟抱憾以终天耶，数耶！不禁令人痛哭矣。今春生大兄，汇集诸稿，梓为《衷中参西录》第七期以行世，诚度世之金针，救时之宝筏❶，岂独垂名于当世，尤当流泽于千秋也。犹忆书丹于壬申之秋，展谒师门时，先生施诊远道，未得一亲杖履，乃竟未能再申瞻拜之仪，心丧讵有穷期耶。爰于书成之日，略书数语以志哀悼。

甲戌清和月受业门人长乐林书丹谨识

---

❶　宝筏：佛教语。比喻引导众生渡过苦海到达彼岸的佛法。

张　序

予尝学道于段正元师尊之门。师曰：读古人之书，不被古人所愚，学今人之学，不被今人所惑，从容中道，择善而从，其庶几乎？予尝本此旨，以求天下之士而不可得。后遇张寿甫先生于津门，先生盐山名儒，经史淹通，举凡中外科学，天文、算数、声光、电化，莫不研究有得。居常以天下事自任，其后怀才不遇，遂隐于医，历游国内通商大埠，南至汉皋，东抵辽沈，所至博采旁搜，以资医理之研究。后乃卜居津门，以其平生经验，著《医学衷中参西录》，先后出书凡六期，共二十五卷，风行全国，远至异邦。千古疑难大症，前贤所诿为不治者，先生皆自立新方，效如桴鼓。海内贤达，奉为师资者有年矣。顾先生犹以为未足，尝谓轩歧、仲景之书，大经大法固已灿然，然辗转传写讹错不鲜，且时代变迁，人之禀赋各异，故药之凉热，方之配合，均宜酌古准今，权轻重、峻缓之不同，察天时、人事之迭变，为之变通改正而后可。而前人之注解，多为古人作奴隶，有不可通者，亦强为之解，是不特厚诬古人，亦且遗害于来世。于是先生复设函授医学，手著讲义，经验与理想同归，哲学与科学相合，融冶古今，汇通中外，独辟统系，列为成书。古代医圣之心传，一语道及，石破惊天，为中华医界开一新纪元。学者本此，以求病无遁情，胸有成竹，如饮上池之水，洞见癥结，以之治疾，何疾不瘳？是诚功同良相，博济苍生者也。若段师尊之所称，先生可以当之矣。予幼承庭训，读书之余兼习医理，忽忽十年苦无门径可寻，自聆先生名论，钦佩莫名，于是五体投地，亲受师门。先生诲人不倦，每有疑难辄反复剖解，若惟恐人之不喻者，亦见其诱导，后学之至意也。予方以得名师自幸，而先生于伤寒大纲甫经完毕，温病方一入手之际，竟驾返道山，时癸酉八月初八日也，先生寿七十有四。犹忆是岁七月间，造先生处执卷问难，先生讲解毕，援笔成自咏诗云：八旬已近又何求，意匠经营日不休，但愿同胞皆上寿，敢云身后有千秋。书成，唏嘘！不料竟成谶语，痛矣！先生哲嗣春生兄，家学渊源，其论证处方，胆识过人，有先生风，曾充前京畿卫戍司令部军医官，今继承先志，行道津门，各处同学函简纷来，咸以将先生函授遗稿付印为请，爰详加校订，付之手民，为《衷中参西录》第七期。予以深蒙先生指导之惠，而又叹春生兄之克绍先志也，略述颠末，而为之序云。

民国二十三年甲戌正月授业门人深县张堃方舆敬序

刘　序

　　参赞化育，燮理阴阳，古圣贤致身君相，行道于国者之所为也。挽天地之沴疠，救斯民之疾苦，士君子抱道在躬，不遇于时者之所为也。范文正公云：不为良相，愿为良医。夫非以济世活人厥相功同欤？我师寿甫先生当代名儒，怀抱利器，不得志于场屋，遂绝意仕，进而隐于医坛，九折之良，得轩岐之秘，垣方洞见，著手春成，奇论鸿篇，化通微莫。前著《衷中参西录》已出版者凡六期，久已名满天下，无待予之饶舌矣。癸酉春复设函授医学，所著讲义，首论伤寒，凡古人未发之意，先圣言外之旨，不借倾囊倒箧而出，苦口婆心，唤醒梦梦，一正中医数千年之讹谬，诚度人之金针，救世之宝筏也。先生云伤寒完毕，继将各科依次发挥，孰料伤寒甫成，温病甫一入手，先生竟驾归道山。泰山其颓，梁木其坏，诚可为我医界痛哭矣。今先生哲嗣春生兄，校勘遗稿，将付之梓，为《衷中参西录》第七期，予以亲受先生，宿受教诲，师恩未报，有不能已于言者，爰不揣冒昧，而为之序。

冀县受业刘明宝谨识

孙　序

　　医者意也，君子之道也。何则？夫药能生人，亦能杀人。若学焉而不精，方药乱投，其不至以生人者杀人几希？又有稍精于术者，偶有心得，密而不传，自高身价，以为博取厚利之资，是皆贱丈夫之所为，甚非古人济世活人之深意也。惟我师张寿甫先生，黄卷功深，青囊学富，囊括中外，融贯古今，审证详而确，处方简而效，无论贫富，有求必应，故受其惠者不可胜数。诊余之暇，集四十余年之心得，成《衷中参西录》六期，都二十五卷。问世以来，风行全国，远至欧美，有口皆碑，勿待予之赘述矣。晚年卜居津门，复设中医函授学校，受业者遍全国。先生编著讲义，焚膏继晷，孜孜不倦，因劳苦过度于癸酉八月间谢世长辞，寿七十有四。呜呼，先生可谓鞠躬尽瘁于医界矣。先师生平著作，多发前人所未发，言今人所不敢言，时人称为医界革命第一人，洵不诬也。其长公子春生亦精于医，继父业行道津门，盛名卓著，因不敢埋没先生之遗志，故集《伤寒论》旧稿，以成《衷中参西录》第七期，付之剞劂，公之于世，行见灾疠消弭二竖潜纵，抑亦登斯民于寿域也。

天津受业门人孙玉泉静明谨识

题　词

　　余因感弟妹等染疫，误于庸手，乃从吾师张公寿甫习医。我师面命耳提，诲人不倦。余方庆略有进益，忽我师以编纂函授讲义，劳心过甚，遽归道山，至今思之余痛犹未已也。今春生学兄，将伤寒讲义汇订成册，公诸医界，余因缅怀师恩，勉成七绝四章，自愧不工，着粪之讥，知所难免，抑亦聊志吾师之生平云尔。

　　　妙术回春本自成，满腔心血为苍生，霖雨遍敷三千界，不见哀声见义声。

　　　绛帐春风煦煦融，满门桃李拜张公，及时化雨原无价，卅卷青囊启众蒙。

　　　七十高年又四秋，平生大愿未全酬，伤寒要义名千古，温病遗方与世留。

　　　我师道满已登仙，犹忆灯前细细传，念念音容空幻想，行间字里自思研。

天津受业李宝和允中拜题

题　记

先严寿甫府君，以医问世垂五十年，所著《医学衷中参西录》，循期印行已至六期，历蒙海内医学名家交口称赞，游扬备至，先严感深知己，益乐道不倦。癸酉春，复有医学函授之组设，及门同学多为俊义，所授学理亦一洗肤浅，盖旨趣所寄，欲将毕生心血最后表见于世也。原定方策四年毕业，课程首先精研伤寒、温病、金匮杂证，而后殿以医话汇为大观。惜天不我佑，编发讲义伤寒甫毕，温病正在开端，先严竟于是年秋八月谢世，抱憾以终。呜呼，可不痛哉！荫潮不肖，自幼随侍先严读书，耳提面命，少得绪余，何期惨遭大故。思有以勉继先志，谨将先严遗著《伤寒论讲义》及最后手泽温病验方十一首编辑成书，公之于世，为《衷中参西录》第七期。感蒙诸贤远道赐序，有光简册，并拟广征医林前辈以及同门硕彦，凡曾与先严通函、晤面，研摩医理，质疑问难，重要之简翰、谈片、集锦、零纨，缤纷下惠，继以荫潮生平所闻，于先严之医训，其理论为前所未发明者，汇为医话拾零，以作是集八期之续，盖亦继志述事之微意，惟海内贤达有以教之幸甚。

不肖男荫潮谨识

目录

第七期第一卷

第七期第二卷

附

第七期第一卷

六经总论

伤寒治法以六经分篇，然手足各有六经，实则十二经也。手足之经既有十二，而《伤寒论》但分为六经者何也？

按：《内经》之论十二经也，凡言某经而不明言其为手经、足经者皆系足经，至言手经则必明言其为手某经。盖人之足经长、手经短，足经大、手经小，足经原可以统手经，但言足经而手经亦恒寓其中矣。《伤寒论》之以六经分篇，此遵《内经》定例，寓手经于足经中也。彼解《伤寒论》者，谓其所言之六经皆系足经，是犹未明仲景著伤寒之深意也。

经者，气血流通之处也。人之脏腑与某经相通，即为某经之腑，其流通之气血原由腑发出，而外感之内侵遂多以腑为归宿。今将手、足十二经及手、足十二经之腑详列于下。

手、足虽有十二经，其名则分为六经，因手足经之名原相同也。其经有阴有阳，其阳经分太阳、阳明、少阳，其阴经分太阴、少阴、厥阴。其阴阳之经原互相表里，太阳与少阴为表里，阳明与太阴为表里，少阳与厥阴为表里。凡互为表里者，因其阴阳之经并行，其阳行于表，阴行于里也。至于经之分属于腑者，足太阳经之腑在膀胱，足少阴经之腑在肾，足阳明经之腑在胃，足太阴经之腑在脾，足少阳经之腑在胆，足厥阴经之腑在肝，此足之三阴三阳经与腑也。

手之太阳经其腑在小肠，手之少阴经其腑在心，手之阳明经其腑在大肠，手之太阴经其腑在肺，手之少阳经其腑在三焦，手之厥阴经其腑在心胞，此手之三阴三阳经与腑也。

阳经为阴经之表，而太阳经又为表中之表，其经之大都会在背，而实则为周身之外廓，周身之营血卫气皆赖其卫护保合，且具有充分之热力，为营卫御外感之内侵，是以《内经》名之为巨阳。推原其热力之由来，不外君相二火，君火生于心之血脉，与肺相循环，而散热于胸中大气（一名宗气）以外通于营卫，此如日丽中天，有阳光下济之热也，是以其经名为太阳。相火生于肾中命门，肾原属水，中藏相火，其水火蒸热之气，由膀胱连三焦之脂膜以透达于身之外表，此犹地心水火之气（地中心有水火之气），应春令上透地面以生热也，为其热力发于水中，故太阳之经又名太阳寒水之经也。为太阳经之热力生于君相二火，是以其经不但以膀胱为腑，而亦以胸中为腑，观《伤寒论》陷胸诸汤、丸及泻心诸汤，皆列于太阳篇中可知也。

至于人病伤寒，其六经相传之次第，详于《内经·素问·热论篇》，谓："人之伤于寒也，则为病热，一日巨阳受之，故头项痛，腰脊强；二日阳明受之，阳明主肌肉，其脉侠（同夹）鼻络于目，故身热目疼而鼻干不得卧也；三日少阳受之，少阳主胆，其脉循胁络于耳，故胸胁痛而耳聋，三阳经络皆受其病而未入于脏者故可汗而已；四日太阴受之，太阴脉布胃中络于嗌（咽喉），故腹满而嗌干；五日少阴受之，少阴脉贯肾络于肺，系舌本，故口燥舌干而渴；六日厥阴受之，厥阴之脉循阴器而络于肝，故烦满而囊缩。经络受病入于腑者，故可下而已。"此《内经》论六经相传之次第也。至《伤寒论》六经之次序，皆以《内经》为法，而未明言其日传一经。至愚生平临证之实验，见有伤寒至旬日，病犹在太阳之腑者，至他经相传之日期，亦无一定。盖《内经》言其常，而病情之变化恒有出于常例之外者，至传至某经，即现某经之病状，此又不尽然，推原其所以然之故，且加以生平临证之实验，知传至

· 2 ·

某经即现某经之病状者，多系因其经先有内伤也。若无内伤则传至某经恒有不即现某经之病时，此在临证者细心体察耳。

至于六经之命名，手足皆同，然有因手经发源之腑而命名者，有因足经发源之腑而命名者。如太阳经名为太阳寒水之经，此原因足太阳之腑命名，而手太阳亦名太阳寒水之经者，是以足经而连带其手经也。他如阳明经名为阳明燥金之经，是因手阳明之腑命名（手阳明腑大肠属金，其互为表里之肺亦属金），而足阳明经亦名阳明燥金之经者，是以手经而连带其足经也。少阳经名为少阳相火之经，此因足少阳之腑命名（胆中寄有相火），而手少阳经亦名为少阳相火之经者，是以足经而连带其手经也。太阴经名为太阴湿土之经，此因足太阴之腑命名（脾为湿土），而手太阴经亦名太阴湿土之经者，是以足经而连带其手经也。少阴经名为少阴君火之经，此因手少阴之腑命名（心为君火），而足少阴经亦名少阴君火之经者，是以手经而连带其足经也。厥阴经名为厥阴风木之经，此因足厥阴之腑命名（肝属木而主风），而手厥阴经亦名厥阴风木之经者，是以足经而连带其手经也。此手足十二经可并为六经之义也。

太阳病桂枝汤证

病名伤寒，而太阳篇之开端，实中风、伤寒、风温并列。盖寒气多随风至，是中风者伤寒之诱起也。无论中风、伤寒，入阳明后皆化为温，是温病者伤寒之归宿也。惟其初得之时，中风、伤寒、温病，当分三种治法耳。为中风为伤寒之诱起，是以太阳篇开始之第一方为桂枝汤，其方原为治中风而设也。《伤寒论》原文：太阳病，发热，汗出，恶风，脉缓者（缓脉与迟脉不同，脉搏以一息四至为准，脉迟者不足四至，若缓脉则至数不改似有懒动之意），名为中风。

《伤寒论》原文：太阳中风，阳浮而阴弱（脉法关前为阳，关后为阴，其浮脉见于关前，弱脉见于关后，浮者着手即得，弱者不任重按），阳浮者热自发，阴弱者汗自出，啬啬恶寒（单弱不胜寒之意），淅淅恶风（为风所伤，恒畏风声之意），翕翕发热（其热蕴而不散之意），鼻鸣干呕者，桂枝汤主之。

【桂枝汤方】桂枝（三两，去皮） 芍药（三两） 炙甘草（二两） 生姜（三两） 大枣（十二枚，擘）

上五味哎咀，以水七升，微火煮取三升，去滓，适寒温，服一升。须臾，啜热稀粥一升余，以助药力。温覆令一时许，遍体絷絷微似有汗者益佳，不可令如水流漓，病必不除。若一服汗出病瘥（愈也），停后服，不必尽剂；若不汗，更服，依前法；又不汗，后服当小促其间，半日许令三服尽；若病重者，一日一夜服，周时观之。服一剂尽，病证犹在者，更作服。若汗不出者，乃服至二三剂。禁生冷、黏滑、肉面、五辛、酒酪、臭恶等物。

古用桂枝，但取新生枝之嫩尖，折视之皮骨不分，若见有皮骨可分者，去之不用，非去枝上之皮也。

陈古愚曰：桂枝辛温阳也，芍药苦平阴也。桂枝又得生姜之辛同气相求，可恃之以调周身之阳气；芍药而得大枣、甘草之甘，则甘苦化合可恃之以滋周身之阴液，即取大补阴阳之品，养其汗源为胜邪之本，又啜粥以助之，取水谷之津以为汗，汗后毫不受伤，所谓立身有不败之地以图万全也。

人之营卫皆在太阳部位，卫主皮毛，皮毛之内有白膜一层名为腠理，腠理之内遍布微丝血管即营也。其人若卫气充盛，可为周身之外围，即受风不能深入（此受风，不可名为中风），其人恒多汗闭不出，迨其卫气流通，其风自去，原可不药而愈也。至桂枝汤所主之证，乃卫气虚弱，不能护卫其营分，外感之风直透卫而入营，其营为风邪所伤，又乏卫之保护，是以易于出汗。其发热者，因营分中之微丝血管原有自心传来之热，而有风以扰之，则更激发其热也。其恶风者，因卫虚无御风之力，而病之起点又由于风也。推原其卫气不能卫护之故，实由于胸中大气之虚损。《灵枢·五味》篇曰："谷始入于胃，其精微者，先出于胃之两焦，以溉五脏，别出两行，营卫之道。其大气之抟而不行者，积于胸中，命曰气海。"由斯观之，营卫原与胸中大气息息相通，而大气实为营卫内部之大都会。愚临证实验以来，见有大气虚者，其营卫即不能护卫于外而汗出淋漓。夫大气原赖水谷之气时时培养，观服桂枝汤者当啜热粥以助药力，此不惟助其速于出汗，实兼欲助胸中大气以固营卫之本源也。

或问：桂枝汤提纲中，原谓阴弱者汗自出，未尝言阳弱者汗自出也。夫关后为阴主血，关前为阳主气，桂枝汤证，其弱脉惟见于关后，至关前之脉则见有浮象，未见其弱，而先生竟谓桂枝汤证之出汗，实由于胸中大气之弱，不显与提纲中之言相背乎？答曰：凡受风之脉多见于关前，

提纲中所谓阳浮者，其关前之脉因受风而浮也，所谓阴弱者，知其未病之先其脉原弱，至病后而仍不改其弱也。由斯而论，其未病之先，不但关后之脉弱，即关前之脉亦弱，既病之后，其关前脉之弱者转为浮脉所掩，而不见其弱耳。然其脉虽浮，必不任重按，是浮中仍有弱也，特古人立言尚简，未尝细细明言耳。孟子谓："读古人之书，不以文害辞，不以辞害志，以意逆志，是为得之。"至吾人之读古人医书，亦当遵斯道也。是以愚用桂枝汤时，恒加黄芪以补其胸中大气，加薄荷以助其速于出汗，不至若方后所云，恒服药多次始汗也。又宜加天花粉助芍药以退热（但用芍药退热之力恒不足），即以防黄芪服后能助热也（黄芪、天花粉等分并用，其凉热之力相敌，若兼用之助芍药清热，分量又宜多用）。若遇干呕过甚者，又宜加半夏以治其呕，惟此时药房所鬻之半夏，多制以矾（虽清半夏亦有矾），若用以止呕，必须用微温之水淘净矾味，用

· 5 ·

之方效。

或疑《伤寒论》方中未有用薄荷者，想薄荷之性或于伤寒有所不宜，是以仲景于治伤寒诸方中未尝一用。不知论古人之方，当先知古人所处之世，当仲景时，论药之书惟有《神农本经》，是以仲景所用药品不外《神农本经》，而薄荷古名为苛，菜蔬中或有用者，而《本经》未载，是以仲景不用也。且薄荷之性凉而能散，能发出人之凉汗，桂枝汤证，原挟有外感之热，发出凉汗即愈矣。惟不宜过煎以存其辛凉之性，则用之必有效也。

愚治桂枝汤证，又有屡用屡效之便方，较用桂枝汤殊为省事，方用生怀山药细末两半或一两，凉水调和煮成稀粥一碗，加白糖令适口，以之送服西药阿斯必林一瓦（合中量二分六厘四毫），得汗即愈。

山药富有蛋白质，人皆知其为补肾润肺之品，而实具有人参性质，能培养全身气化，兼能固摄全身气化，服之能补助胸中大气，使卫气外护之力顿强。阿斯必林之原质，存于杨柳皮液中，而少加硫酸制之，为洞悉其原质及制法，故敢与中药并用。杨柳皮中之津液其性原清凉，且有以皮达皮之用，又少制以硫酸则其透表之力最速，少少用之即可发出周身凉汗，而外感之风热可因之而顿解矣。

男荫潮按：有服阿斯必林不能得汗者，必其人素有蕴寒，其脉之迟，阿斯必林之性原凉，故服之不能得汗，若煎生姜汤送服，其内蕴之寒得姜之辛温透表，与阿斯必林相济，必能得汗，屡用屡效，故附录之。

桂枝汤证之出汗，不过间有出汗之时，非时时皆出汗也，故必用药再发其汗，始能将外感之风邪逐出。然风邪去后，又虑其自汗之病不愈，故方中山药与阿斯必林并用，一发汗，一止汗也。至于发汗与止汗之药并用而药力两不相妨者，此中原有深义。盖药性之入人脏腑，其流行之迟速原迥异，阿斯必林之性其发汗最速，而山药止汗之力则奏效稍迟，是以二药虽一时并用，而其药力之行则一先一后，分毫不相妨碍也。

太阳病麻黄汤证（附太阳与阳明合病麻黄汤证）

《伤寒论》原治伤寒之书，而首论中风者，因中风亦可名为伤寒也（《难经》曰："伤寒有五：有中风，有伤寒，有湿温，有热病，有温病"）。然究与真伤寒不同，盖中风病轻，伤寒病重。为其重也，而治之者必须用大有力之药，始能胜任。所谓大有力者，即《伤寒论》中之麻黄汤是也。今试论麻黄汤证及麻黄汤制方之义，并详论用麻黄汤时通变化裁之法。

《伤寒论》原文：太阳病，或已发热，或未发热，必恶寒，体痛，呕逆，脉阴阳俱紧者，名曰伤寒。又原文：太阳病，头疼发热，身疼腰痛，骨节疼痛，恶风，无汗而喘者，麻黄汤主之。

脉象阴阳俱紧，实为伤寒之确征。然紧脉之状最难形容，惟深明其病理，自不难想象而得。脉生于心，心一动而外输其血，周身之脉即一动，动则如波浪之有起伏。以理言之，凡脉之力大者，其起伏之势自应愈大。至紧脉其跳动若有力而转若无所起伏，究其所以然之故，实因太阳为外卫之阳，因为寒所袭，逼之内陷与脉相并，则脉得太阳蕴蓄之热，原当起伏有力以成反应之势，而寒气紧缩之力，又复逼压其脉道使不能起伏，是以指下诊之似甚有力而竟直穿而过，且因其不得起伏，蓄极而有左右弹之势，此紧脉真象也。

至麻黄汤证，全体作疼痛者，以筋骨不禁寒气之紧缩也（铁条经严寒则缩短，寒气紧缩之力可知）。其发热者，身中之元阳为寒气闭塞不能宣散而增热也。其无汗恶风者，汗为寒闭，内蕴之热原欲借汗透出，是以恶风也。其作喘者，因手太阴肺经与卫共主皮毛，寒气由皮毛入肺，闭其肺中气管，是以不纳气而作喘。然深究其作喘之由，犹不但此也，人之胸中亦太阳之部位也，其中间所积大气，原与外表之卫气息息相通，然大气即宗气，《内经·灵枢》（《内经》中

《灵枢》《素问》各自为书）谓：宗气积于胸中，出于喉咙，以贯心脉而行呼吸。夫大气既能以贯心脉，是营血之中亦大气所流通也，伤寒之证，其营卫皆为外寒所束，则大气内郁必膨胀而上逆冲肺，此又喘之所由来也。

【麻黄汤方】麻黄（三两）桂枝（三两，去皮）甘草（一两，炙）杏仁（七十个，去皮尖）

上四味，以水九升，先煮麻黄减二升，去上沫，纳诸药，煮取二升半，去滓，温服八合（一升十合），覆取微似汗，不须啜粥，余如桂枝法将息。

麻黄发汗力甚猛烈，先煮之去其浮沫，因其沫中含有发表之猛力，去之所以缓麻黄发表之性也。麻黄不但善于发汗，且善利小便，外感之在太阳者，间有由经入腑而留连不去者（凡太阳病多日不解者，皆是由经入腑），以麻黄发其汗，则外感之在经者可解，以麻黄利其小便，则外感之由经入腑者，亦可分消也。且麻黄又兼入手太阴能泻肺定喘，俾

外感之由皮毛窜入肺者（肺主皮毛），亦清肃无遗。是以发太阳之汗者不但麻黄，而仲景定此方时独取麻黄也。桂枝味辛性温，亦具有发表之力，而其所发表者，惟在肌肉之间，故善托肌肉中之寒外出，且《本经》谓其主上气咳逆吐吸（吸气甫入即吐出），是桂枝不但能佐麻黄发表，兼能佐麻黄入肺定喘也。杏仁味苦性温，《本经》亦谓其主咳逆上气，是亦能佐麻黄定喘可知，而其苦降之性又善通小便，能佐麻黄以除太阳病之留连于腑者，故又加之以为佐使也。至于甘草之甘缓，能缓麻黄发汗之猛烈，兼能解杏仁之小毒，即以填补（甘草属土能填补）出汗后之汗腺空虚也。药只四味，面面俱到，且又互相协助，此诚非圣手莫办也。

人之禀赋随天地之气化为转移，古今之气化或有不同，则今人与古人之禀赋，其强弱厚薄偏阴偏阳之际不无差池，是以古方用于今日，正不妨因时制宜而为之变通加减也。愚弱冠后，初为人治病时，用麻

黄汤原方以治伤寒，有效有不效。其不效者，服麻黄汤出汗后其病恒转入阳明，后乃悟今人禀赋多阴亏，后再用麻黄汤时，遂于方中加知母（近时知母多伪，宜以天花粉代之）数钱以滋阴退热，则用之皆效。

间有其人阳分虚者，又当于麻黄汤中加补气之药以助之出汗。

一人年近四旬，身体素羸弱，于季冬得伤寒证，医者投以麻黄汤，汗无分毫，求为诊治，其脉似紧而不任重按，遂于麻黄汤中加生黄芪、天花粉各五钱，一剂得汗而愈。

又一人亦年近四旬，初得外感，经医甫治愈，即出门作事，又重受外感，内外俱觉寒凉，头疼气息微喘，周身微形寒战，诊其脉六部皆无，重按亦不见，愚不禁骇然，问其心中除觉寒凉外别无所苦，知犹可治，不至有意外之虑，遂于麻黄汤原方中为加生黄芪一两，服药后六脉皆出，周身得微汗，

病遂愈。

麻黄汤证有兼咽喉疼者，宜将方中桂枝减半，加天花粉六钱，射干三钱，若其咽喉疼而且肿者，麻黄亦宜减半，去桂枝再加生蒲黄三钱以消其肿。然如此加减，凉药重而表药轻，若服后过点半钟不出汗时，亦服西药阿斯必林瓦许以助其汗；若服后汗仍不出时，宜阿斯必林接续再服，以汗出为目的，若能遍体皆微见汗，则咽喉之疼肿皆愈矣。

麻黄汤证，若遇其人素有肺痨病者，宜于原方中加生怀山药、天门冬各八钱。

麻黄汤证，若遇其人素有吐血病者，虽时已愈，仍宜去桂枝以防风二钱代之（吐血之证最忌桂枝），再加生杭芍三钱，按古之一两约折为今之三钱，且将一次所煎之汤分作三剂，则一剂之中当有麻黄三钱，然又宜因时、因地、因人细为斟酌，不必定以三钱为准也。如温和之时，汗易出，少用麻黄即能出汗；严寒之时，汗难出，必多用麻黄始能出

汗，此因时也。又如大江以南之人，其地气候温暖，人之生于其地者，其肌肤浅薄，麻黄至一钱即可出汗，故南方所出医书有用麻黄不过一钱之语；至黄河南北，用麻黄约可以三钱为率；至东三省人，因生长于严寒之地，其肌肤颇强厚，须于三钱之外再将麻黄加重始能得汗，此因地也。至于地无论南北，时无论寒燠，凡其人之劳碌于风尘，与长居屋中者，其肌肤之厚薄强弱原自不同，即其汗之易出不易出，或宜多用麻黄，或宜少用麻黄，原不一致，此因人也。用古人之方者，岂可胶柱鼓瑟哉！

《伤寒论》原文：太阳与阳明合病，喘而胸满者，不可下，宜麻黄汤主之。

按：太阳与阳明合病，是太阳表证未罢，而又兼阳明之热也。其喘者风寒由皮毛袭肺也。其胸满者胸中大气因营卫闭塞，不能宣通而生膜胀也。其言不可下者，因阳明仍连太阳，下之则成结胸，且其胸本发满，成结胸尤易。矧其阳明之热，仅在于经，亦断无可下

之理，故谆谆以不可下示戒也。仍治以麻黄汤，是开其太阳而使阳明初生之热随汗而解也。

按：证兼阳明，而仍用麻黄汤主治，在古人禀赋敦厚，淡泊寡欲，服之可以有效。今人则禀赋薄弱，嗜好日多，强半阴亏，若遇此等证时，宜以薄荷代方中桂枝。若其热稍剧，而大便实者，又宜酌加生石膏（宜生用不可煅用，理详白虎汤下）数钱，方能有效。

受业宝和按：阴亏则虚阳上浮，故桂枝之苦温者不宜，服之则转为汗后不解。

太阳温病麻杏甘石汤证

至于温病，在上古时，原与中风、伤寒统名之为伤寒，是以秦越人《难经》有伤寒有五之说。至仲景著《伤寒论》，知温病初得之治法，原与中风、伤寒皆不同，故于太阳篇首即明分为三项，而于温病复详细论之，此仲景之医学，较上古有进步之处也。

《伤寒论》原文：太阳病，

发热而渴，不恶寒者，为温病。若发汗已，身灼热者，名曰风温。风温为病，脉阴阳俱浮，自汗出，身重，多眠睡，息必鼾，语言难出。

论温病之开端，亦冠以太阳病三字者，因温病亦必自太阳（此是足太阳非手太阳，彼谓温病入手经不入足经者，果何所据也）入也。然其化热最速，不过数小时即侵入阳明，是以不觉恶寒转发热而渴也。治之者不知其为温病，而误以热药发之，竟至汗出不解而转增其灼热，则即此不受热药之发表，可确定其名为风温矣。其脉阴阳俱浮者，像风之飘扬也；自汗出者，热随浮脉外透也；身重者，身体经热酸软也；多眠睡者，精神经热昏沉也；语言难出者，上焦有热而舌肿胀也。

按： 风温之外，又有湿温病与伏气化热温病，而提纲中只论风温者，因湿温及伏气化热之温，其病之起点亦恒为风所激发，故皆可以风温统之也。

又按： 提纲中论风温之病

状详矣，而提纲之后未列治法，后世以为憾事。及反复详细推之，乃知《伤寒论》中原有治温病之方，特因全书散佚，后经叔和编辑而错简在后耳。尝观其第六十二节云：发汗后，不可更行桂枝汤，汗出而喘，无大热者，可与麻黄杏仁甘草石膏汤。今取此节与温病提纲对观，则此节之所谓发汗后，即提纲之所谓若发汗也；此节之所谓喘，即提纲之所谓息必鼾也，由口息而喘者，由鼻息即鼾矣；此节之所谓无大热，即提纲之所谓身灼热也，盖其灼热犹在外表，心中仍无大热也。将此节之文与温病提纲一一比较，皆若合符节。夫中风、伤寒、温病特立三大提纲，已并列于篇首，至其后则于治中风治伤寒之方首仍加提纲，以彼例此，确知此节之文原为温病之方，另加提纲无疑，即麻杏甘石汤为治温病之方无疑也。盖当仲景时，人之治温病者，犹混温病于中风、伤寒之中，于病初得时，未细审其发热不恶寒，而以温热之药发之，是以汗后不解。

或见其发热不恶寒，误认为病已传里，而竟以药下之，是以百六十三节，又有下后不可更行桂枝汤云云。所稍异者，一在汗后，一在下后，仲景恐人见其汗出再误认为桂枝证，故切戒其不可更行桂枝汤，而宜治以麻杏甘石汤。盖伤寒定例，凡各经病证误服他药后，其原病犹在者，仍可投以正治之原方，是以百零三节云，凡柴胡汤病证而下之，若柴胡证不罢者复与小柴胡汤。以此例彼，知麻杏甘石汤为救温病误治之方，实即治温病初得之主方，而欲用此方于今日，须将古方之分量稍有变通。

【麻黄杏仁甘草石膏汤原方】麻黄（四两，去节）　杏仁（五十个，去皮尖）　甘草（二两）　石膏（八两，碎，绵裹）

上四味，以水七升，先煮麻黄减二升，去上沫，纳诸药，煮取二升，去滓，温服一升。

方中之义，用麻黄协杏仁以定喘，伍以石膏以退热，热退其汗自止也。复加甘草者，取其甘缓之性，能调和麻黄、石膏，使其凉热之力溶和无间以相助成功，是以奏效甚捷也。

按：此方原治温病之汗出无大热者，若其证非汗出且热稍重者，用此方时，原宜因证为之变通，是以愚用此方时，石膏之分量恒为麻黄之十倍，或麻黄一钱、石膏一两，或麻黄钱半、石膏两半。遇有不出汗者，恐麻黄少用不致汗，服药后可服西药阿斯必林瓦许以助其汗。若遇热重者，石膏又可多用。曾治白喉证及烂喉痧证（烂喉痧证必兼温病、白喉证，亦多微兼外感），麻黄用一钱，石膏恒重至二两，喉证最忌麻黄，而能多用石膏以辅弼之，则不惟不忌，转能藉麻黄之力立见奇功也。

至于肺病之起点，恒有因感受风温，其风邪稽留肺中化热铄肺，有时肺中作痒，即连连喘嗽者，亦宜投以此汤，清其久蕴之风邪，连服数剂，其肺中不作痒，嗽喘自能减轻，再徐治以润肺清火利痰之剂，而肺病可除矣。盖此麻杏甘石汤之用处甚广，凡新受外感作喘嗽，及头疼、齿疼、两腮肿疼，其病因由于外感风热者皆可用之，惟方中药品之分量，宜因证变通耳。

【附记】北平大陆银行理事林农孙，年近五旬，因受风温，虽经医治愈，而肺中余热未清，致肺阴铄耗，酿成肺病，屡经医治无效。其脉一息五至，浮沉皆有力，自言喉连肺际，若觉痒则咳嗽顿发，剧时连嗽数十声，周身汗出，必吐出若干稠痰其嗽始止。问其心中常觉发热，大便燥甚，四五日一行。因悟其肺际作痒，即顿发咳嗽者，必其从前病时风邪由皮毛袭入肺中者，至今犹未尽除也。因其肺中风热相助为虐，宜以麻黄祛其风，石膏清其热，遂为开麻杏甘石汤方，麻黄用钱半，生石膏用两半，杏仁三钱，甘草二钱，煎服一剂，咳嗽顿愈。诊其脉仍有力，又为开善后之方，用生山药一两，北沙参、天花粉、天冬各五钱，

川贝、射干、苏子、甘草各二钱，嘱其多服数剂，肺病可从此除根。后阅旬日，愚又赴北平，林农孙又求诊视，言先生去后，余服所开善后方，肺痒咳嗽仍然反复，遂仍服第一次方，至今已连服十剂，心中热已退，仍分毫不觉药凉，肺痒咳嗽皆愈，且饮食增加，大便亦不甚干燥。闻其所言，诚出愚意料之外也。再诊其脉已不数，仍似有力，遂将方中麻黄改用一钱，石膏改用一两，杏仁改用二钱，又加生怀山药六钱，俾煎汤接续服之，若服之稍觉凉时，即速停止。后连服七八剂似稍觉凉，遂停服，肺病从此竟愈。

按： 治肺痨投以麻黄杏仁甘草石膏汤，且用至二十余剂，竟将肺痨治愈，未免令阅者生疑，然此中固有精细之理由在也。盖肺病之所以难愈者，为治之者但治其目前所现之证，而不深究其病因也。如此证原以外感受风成肺痨，且其肺中作痒，犹有风邪存留肺

中，且为日既久则为锢闭难出之风邪，非麻黄不能开发其锢闭之深，惟其性偏于热，于肺中蕴有实热者不宜，而重用生石膏以辅弼之，既可解麻黄之热，更可清肺中久蕴之热，以治肺热有风痨嗽者，原为正治之方，故服之立时见功。至于此药，必久服始能拔除病根，且久服麻黄、石膏而无流弊者，此中又有理由在。盖深入久锢之风邪，非屡次发之不能透，而伍以多量之石膏以为之反佐，俾麻黄之力惟旋转于肺脏之中，不至直达于表而为汗，此麻黄久服无弊之原因也。至石膏性虽寒凉，然其质重气轻，煎入汤剂毫无汁浆（无汁浆即是无质），其轻而且凉之气，尽随麻黄发表之力外出，不复留中而伤脾胃，此石膏久服无弊之原因也。所遇之证，非如此治法不愈，用药即不得不如此也。

太阳病大青龙汤证（附脉微弱汗出恶风及筋惕肉瞤治法）

有太阳中风之脉，兼见太阳伤寒之脉者，大青龙汤所主之证是也。其三十八节原文提纲云：太阳中风，脉浮紧，发热恶寒，身疼痛，不汗出而烦躁，大青龙汤主之。若脉微弱，汗出恶风者，不可服，服则厥逆，筋惕肉瞤，此为逆也。

【大青龙汤方】麻黄（六两，去节）　桂枝（二两，去皮）甘草（二两，炙）　杏仁（五十个，去皮尖）　生姜（三两，切）　大枣（十二枚，擘）　石膏（如鸡子大，碎）（如鸡子大当有今之三两）

上七味，以水九升，先煮麻黄，减二升，去上沫，纳诸药，煮取三升，去滓，温服一升，取微似汗。汗出多者，温粉扑之。一服汗者，停后服。汗多亡阳遂虚，恶风烦躁，不得眠也。

按：此大青龙汤所主之证，原系胸中先有蕴热，又为风寒锢其外表，致其胸中之蕴热有蓄极外越之势。而其锢闭之风寒，而犹恐芍药苦降酸敛之性，似于发汗不宜，而代以石膏，且多用之以厚其力，其辛散凉润之性，既能助麻、桂达表，又善化胸中蕴蓄之热为汗，随麻、桂透表而出也，为有云腾致雨之象，是以名为大青龙也。至于脉微弱，汗出恶风者，原系胸中大气虚损，不能固摄卫气，即使有热亦是虚阳外浮，若误投以大青龙汤，人必至虚者益虚，其人之元阳因气分虚极而欲脱，遂致肝风萌动而筋惕肉𥆧也。夫大青龙汤既不可用，遇此证者自当另有治法，拟用生黄芪、生杭芍各五钱，麻黄钱半，煎汤一次服下，此用麻黄以逐其外感，黄芪以补其气虚，芍药以清其虚热也。为方中有黄芪以补助气分，故麻黄仍可少用也。若其人已误服大青龙汤，而大汗亡阳，筋惕肉𥆧者，宜去方中麻黄加净萸肉一两。

其三十九节原文云：伤寒，脉浮缓，身不疼，但重，乍有轻时，无少阴证者，大青龙汤发之。细思此节之文，知所言之证原系温病，而节首冠以伤寒二字者，因中风、温病在本书之定例，均可名为伤寒也。凡外感之脉多浮，以其多兼中风也。前节言伤寒脉浮紧，是所中者为凛冽之寒风，是中风兼伤寒也。后节言伤寒脉浮缓，知所中者非凛冽之寒风，当为柔和之温风，既中柔和之温风，则即成风温矣。是以病为伤寒，必胸中烦躁而后可用石膏，至温病其胸中不烦躁，亦恒可用石膏，且其身不疼但重，伤寒第六节温病提纲中，原明言身重此明征也。况其证乍有轻时，若在伤寒必不复重用石膏，惟温病虽有轻时，亦可重用石膏。又伤寒初得有少阴证，若温病则始终无少阴证（少阴证有寒有热，此言无少阴证，指少阴之寒证而言，少阴寒证断不可用大青龙汤，至少阴热证，原为伏气化热窜入少阴，虽在初得亦可治以大青龙汤，此又不可不知），此尤不为伤寒而为温病之明征也。由此观之，是此节原为治温病者说法，欲其急清燥热以存真阴为先务也。至愚用此方治温病时，恒以薄荷代方中桂枝，尤为稳妥。

凡发汗所用之药，其或凉或热，贵与病适宜。其初得病寒者宜用热药发其汗，初得病热者宜用凉药发其汗。如大青龙汤证，若投以麻黄汤则以热济热，恒不能出汗，即或出汗其病不惟不解，转益增烦躁，惟于麻桂汤中去芍药，重加石膏多于麻桂数倍，其凉润轻散之性，与胸中之烦躁化合自能作汗，矧有麻黄之善透表者以助之，故服后覆杯之顷即可周身得汗也。

曾治一人，冬日得伤寒证，胸中异常烦躁，医者不识为大青龙汤证，竟投以麻黄汤，服后分毫无汗，胸中烦躁益甚，自觉屋隘莫能容，诊其脉洪滑而浮，治以大青龙汤，为加天花粉八钱，服后五分钟，周身汗出如洗，病若失。

或问：服桂枝汤者，宜微似有汗，不可令如水流漓，病必不除；服麻黄汤者，覆取微似汗，知亦不可令汗如水流漓也。今于大青龙汤中加花粉，服汤后竟汗出如洗而病若失者，何也？答曰：善哉问也，此中原有妙理，非此问莫能发之。凡伤寒、温病，皆忌伤其阴分，桂枝汤证与麻黄汤证，禁过发汗者恐伤其阴分也。至大青龙汤证，其胸中蕴有燥热，得重量之石膏则化合而为汗，其燥热愈深者，化合之汗愈多，非尽量透发于外，其燥热即不能彻底清肃，是以此等汗不出则已，出则如时雨沛然莫可遏抑。盖麻黄、桂枝等汤，皆用药以祛病，得微汗则药力即能胜病，是以无事过汗以伤阴分。至大青龙汤乃合麻、桂为一方，又去芍药之酸收，益以石膏之辛凉，其与胸中所蕴之燥热化合，犹如冶红之铁沃之以水，其热气自然蓬勃四达，此乃调燮其阴阳，听其自汗，此中精微之理，与服桂枝、麻黄两汤不可过汗者，迥不侔也。

或问：大青龙汤证，当病之初得何以胸中即蕴此大热？答曰：此伤寒中伏气化热证也（温病中有伏气化热，伤寒中亦有伏气化热）。因从前所受外寒甚轻，不能遽病，惟伏藏于三焦脂膜之中，阻塞升降之气化，久而化热，后又因薄受外感之激动，其热陡发，窜入胸中空旷之腑，不汗出而烦躁，夫胸中原为太阳之腑（胸中及膀胱皆为太阳之腑，其理详六经总论中），为其犹在太阳，是以其热虽甚而仍可汗解也。

太阳病小青龙汤证（附自拟从龙汤方）

《伤寒论》大青龙汤后，又有小青龙汤以辅大青龙汤所不逮。盖大青龙汤为发汗所用，如龙之乘云而致雨。小青龙汤为涤饮所用，如龙之率水以归海，故其汤皆可以青龙名。今于论大青龙汤后，更进而论小青龙汤。

《伤寒论》原文：伤寒表不解，心下有水气，干呕，发热而咳，或渴，或利，或噎，或小便不利，少腹满，或喘者，小青龙汤主之。

水散为气，气可复凝为水。心下不曰停水，而曰有水气，此乃饮水所化之留饮，形虽似水而有黏滞之性，又与外感互相胶漆，是以有以下种种诸病也。干呕者，水气黏滞于胃口也；发热者，水气变为寒饮，迫心肺之阳外越也；咳者，水气浸入肺中也；渴者，水气不能化津液上潮也；利者，水气溜入大肠作泻也；噎者，水气变为寒痰梗塞咽喉也；小便不利，少腹满者，水气凝结膨胀于下焦也；喘者，肺中分支细管皆为水气所弥漫也。

【小青龙汤原方】 麻黄（三两，去节） 桂枝（三两，去皮） 芍药（三两） 五味子（半升） 干姜（三两，切） 甘草（三两，炙） 细辛（三两） 半夏（半升，汤洗）

上八味，以水一斗，先煮麻黄，减二升，去上沫，纳诸药，煮取三升，去滓，温服一升。若微利者，去麻黄，加荛花如鸡子大，熬（炒也）令赤色；若渴者，去半夏加栝楼根三两；若噎者，去麻黄加附子一枚，炮；若小便不利少腹满者，去麻黄加茯苓四两；若喘者，去麻黄加杏仁半升。

按：荛花近时无用者，《金鉴》注谓系芫花之类，攻水之力甚峻，用五分可令人下数十次，当以茯苓代之。又噎字，注疏家多以呃逆解之，字典中原有此讲法，然观其去麻黄加附子，似按寒痰凝结梗塞咽喉解法，方与所加之药相宜。

【后世所用小青龙汤分量】

麻黄（二钱）　　桂枝尖（二钱）

芍药（三钱）　　五味子（钱半）

干姜（一钱）　　甘草（钱半）

细辛（一钱）　　半夏（二钱）

煎一盅作一次服。

喻嘉言曰：桂枝、麻黄无大小，而青龙汤有大小者，以桂枝、麻黄之变化多，而大青龙汤之变法不过于桂、麻二汤之内施其化裁，故又立小青龙汤一法，散邪之功兼乎涤饮，取义山泽小龙养成头角，乘雷雨而翻江搅海，直奔龙门之义，用以代大青龙而擅江河行水之力，立法诚大备也。昌昔谓膀胱之气流行，地气不升则天气常朗，其偶受外感，则仲景之小青龙汤一方，与大士水月光中大圆镜智无以异也。盖无形之感挟有形之痰，互为胶漆，其当胸窟宅适在太阳经位，惟于麻黄、桂枝方中，加五味子、半夏以涤饮而收阴，

干姜、细辛以散结而分解，合而用之，令药力适在痰饮绾结之处攻击片时，则无形之感从肌肤出，有形之痰从水道出，顷刻分解无余，而胸膺空旷矣。

小青龙汤所兼主诸病，喘居其末，而后世治外感痰喘者，实以小青龙汤为主方，是小青龙汤为外感中治痰饮之剂，实为理肺之剂也。肺主呼吸，其呼吸之机关在于肺叶之阖辟，其阖辟之机自如，喘病自愈。是以陈修园谓：小青龙汤当以五味、干姜、细辛为主药，盖五味子以司肺之阖，干姜以司肺之辟，细辛以发动其阖辟活泼之机，故小青龙汤中诸药皆可加减，独此三味不可加减。

按：陈氏此论甚当，至其谓细辛能发动阖辟活泼之灵机，此中原有妙理。盖细辛人皆知为足少阴之药，故伤寒少阴证多用之，然其性实能引足少阴与手少阴相交，是以少阴伤寒，心肾不交而烦躁者宜用之，又能引诸药之力上达于脑，是以阴寒头疼者必用之，

且其含有龙脑气味，能透发神经使之灵活，自能发动肺叶阖辟之机使灵活也。又邹润安谓：凡风气寒气，依于精血、津液、便溺、涕唾以为患者，并能曳而出之，使相离而不相附，审斯则小青龙汤中之用细辛，亦所以除水气中之风寒也。

仲景之方，用五味即用干姜，诚以外感之证皆忌五味，而兼痰嗽者尤忌之，以其酸敛之力甚大，能将外感之邪锢闭肺中永成痨嗽，惟济之以干姜至辛之味，则无碍。诚以五行之理，辛能胜酸，《内经》有明文也。徐氏《本草百种注》中论之甚详。而愚近时临证品验，则另有心得，盖五味之皮虽酸，其仁则含有辛味，以仁之辛济皮之酸，自不至因过酸生弊，是以愚治痨嗽，恒将五味捣碎入煎，少佐以射干、牛蒡诸药即能奏效，不必定佐以干姜也。

特是医家治外感痰喘喜用麻黄，而以小青龙汤治外感之喘，转去麻黄加杏仁，恒令用者生疑。近见有彰明登诸医报而议其非者，以为既减去麻黄，将恃何者以治外感之喘乎？不知《本经》谓桂枝主上气咳逆、吐吸，是桂枝原能降气定喘也。诚以喘虽由于外感，亦恒兼因元气虚损不能固摄，麻黄虽能定喘，其得力处在于泻肺，恐于元气素虚者不宜，是以不取麻黄之泻肺，但取桂枝之降肺，更加杏仁能降肺兼能利痰祛邪之品以为之辅佐，是以能稳重建功也。

《伤寒论》小青龙汤为治外感因有水气作喘之圣方，而以治后世痰喘证，似有不尽吻合之处，诚以《伤寒论》所言之水气原属凉，而后世所言之痰喘多属热也。为其属热，则借用小青龙汤原当以凉药佐之。尝观小青龙汤后诸多加法，原无加石膏之例，至《金匮》治肺胀作喘，则有小青龙加石膏汤矣。仲景当日先著《伤寒论》，后著《金匮要略》，《伤寒论》中小青龙汤无加石膏之例，是当其著《伤寒论》时犹无宜加石膏之证也。至《金匮》中载有小青龙加石膏汤，是其著《金匮》时已有宜加石膏之证也。夫仲景先著《伤寒论》后著《金匮要略》，相隔不过十余年之间耳，而其病随气化之更变即迥有不同，况上下相隔千余年乎？是以愚用小青龙汤以治外感痰喘，必加生石膏两许，或至一两强，方能奏效。盖如此多用石膏，不惟治外感之热且以解方中药性之热也。为有石膏以监制麻黄，若遇脉之实者，仍宜用麻黄一钱，试举一案以征明之。

堂姊丈褚樾浓，体丰气虚，素多痰饮，薄受外感，即大喘不止，医治无效，旬日喘始愈，偶与愚言及，若甚恐惧。愚曰：此甚易治，顾用药何如耳。《金匮》小青龙加石膏汤，为治外感痰喘之神方，辅以拙拟从龙汤，则其功愈显，若后再喘时，先服小青龙汤加石膏，若一剂喘定，继服从龙汤一两剂，其喘必不反复。若一剂喘未定，小青龙加石膏汤可服至两三剂，若犹未痊愈，继服从龙汤一两剂必能痊愈。若

服小青龙加石膏汤，喘止旋又反复，再服不效者，继服从龙汤一两剂必效。遂录两方赠之，樾浓甚欣喜，如获异珍。后用小青龙汤时，畏石膏不敢多加，虽效实无捷效，偶因外感较重喘剧，连服小青龙两剂，每剂加生石膏三钱，喘不止而转增烦躁。急迎为诊视，其脉浮沉皆有力，遂即原方加生石膏一两，煎汤服后其喘立止，烦躁亦愈，继又服从龙汤两剂以善其后。至所谓从龙汤者，系愚新拟之方，宜用于小青龙汤后者也。其方生龙骨、生牡蛎各一两，捣碎，生杭芍五钱，清半夏、苏子各四钱，牛蒡子三钱，热者酌加生石膏数钱或至一两。

按：小青龙汤以驱邪为主，从龙汤以敛正为主。至敛正之药，惟重用龙骨、牡蛎，以其但敛正气而不敛邪气也（观《伤寒论》中仲景用龙骨牡蛎之方可知）。又加半夏、牛蒡以利痰，苏子以降气，芍

药清热兼利小便，以为余邪之出路，故先服小青龙汤病减去十之八九，即可急服从龙汤以收十全之功也。

龙骨、牡蛎皆宜生用而不可煅用者，诚以龙为天地间之元阳与元阴化合而成，迨至元阳飞去所余元阴之质，即为龙骨（说详第四期药物学讲义龙骨条下）。牡蛎乃大海中水气结成，万亿相连，聚为蚝山，为其单片无孕育，故名为牡，实与龙骨同禀至阴之性以翕收为用者也。若煅之则伤其所禀之阴气，虽其质因煅少增黏涩，而翕收之力全无，此所以龙骨、牡蛎宜生用而不可煅用也。

若遇脉象虚者，用小青龙汤及从龙汤时，皆宜加参，又宜酌加天冬，以调解参性之热。然如此佐以人参、天冬，仍有不足恃之时。

曾治一人，年近六旬，痰喘甚剧，脉则浮弱不堪重按，其心中则颇觉烦躁，投以小青龙汤去麻黄加杏仁，又加生石膏一两，野台参四钱，天冬六钱，俾煎汤一次服下。然仍恐其脉虚不能胜药，预购生杭萸肉（药房中之山萸肉多用酒拌，蒸熟令色黑，其酸敛之性大减，殊非所宜）三两，以备不时之需。乃将药煎服后，气息顿平，阅三点钟，忽肢体颤动，遍身出汗，又似作喘，实则无气以息，心怔忡莫支，诊其脉如水上浮麻，莫辨至数，急将所备之萸肉急火煎数沸服下，汗止精神稍定，又添水煮透，取浓汤一大盅服下，脉遂复常，怔忡喘息皆愈。继于从龙汤中加萸肉一两，野台参三钱，天冬六钱，煎服两剂，痰喘不再反复。

按：此证为元气将脱，有危在顷刻之势，重用山萸肉即可随手奏效者，因人之脏腑惟肝主疏泄，人之元气将脱者，恒因肝脏疏泄太过，重用萸肉以收敛之，则其疏泄之机关可使之顿停，即元气可以不脱。此愚从临证实验而得，知山萸肉救脱之力十倍于参、芪也。因屡次重用之，以挽回人命于顷刻之间，因名之为回生山萸萸汤。

其人若素有肺病常咳血者，用小青龙汤时，又当另有加减，宜去桂枝留麻黄，又宜于加杏仁、石膏之外，再酌加天冬数钱。盖咳血及吐衄之证，最忌桂枝，而不甚忌麻黄，以桂枝能助血分之热也。

忆岁在癸卯，曾设教于本县北境刘仁村，愚之外祖家也，有近族舅母刘媪，年过五旬，曾于初春感受风寒，愚为诊视，疏方中有桂枝，服后一汗而愈，因其方服之有效，恐其或失，粘于壁上以俟再用。至暮春又感受风温，遂取其方自购药服之，服后遂至吐血，治以凉血降胃之药，连服数剂始愈。

太阳病旋覆代赭石汤证

心下停有水气可作干呕咳喘，然水气仍属无形不至于痞硬也。乃至伤寒或因汗吐下伤其中焦正气，致冲气、肝气皆因中气虚损而上干，迫搏于心下作痞硬，且其外呼之气必噫而后出者，则非小青龙汤所能治矣，而必须治以旋覆代赭石汤。

《伤寒论》原文：伤寒发汗，若吐，若下，解后，心下痞鞕，噫气不除者，旋覆代赭石汤主之。

【旋覆代赭石汤方】 旋覆花（三两） 人参（二两） 生姜（五两，切） 代赭石（一两） 大枣（十二枚，擘） 甘草（三两，炙） 半夏（半升，洗）

上七味，以水一斗，煮取六升，去滓，再煮取三升，温服一升，日三服。

人之胃气，其最重之责任在传送饮食，故以息息下行为顺。乃此证因汗吐下伤其胃气，则胃气不能下行，或更转而上逆。下焦之冲脉（为奇经八脉之一），原上隶阳明，因胃气上逆，遂至引动冲气上冲，更助胃气上逆。且平时肝气原能助胃消食，至此亦随之上逆，团结于心下痞而且鞕，阻塞呼吸之气不能上达，以致噫气不除。噫气者，强呼其气外出之声也。此中原有痰涎与气相凝滞，故用旋覆花之逐痰水除胁满者，降胃兼以平肝；又辅以赭石、半夏降胃即以镇冲；更伍以人参、甘草、大枣、生姜以补助胃气之虚，与平肝降胃镇冲之品相助为理，奏功自易也。

按：赭石之原质为铁氧化合，含有金气而兼饶重坠之力，故最善平肝、降胃、镇冲，在此方中当得健将，而只用一两，折为今之三钱，三分之则一剂中只有一钱，如此轻用必不能见效。是以愚用此方时，轻用则六钱，重用则一两，盖如此多用，不但取其能助旋覆、半夏以平肝、降胃、镇冲也，且能助人参以辅助正气。盖人参虽善补气，而实则性兼升浮，惟借赭石之重坠以化其升浮，则人参补益之力下行可至涌泉，非然者但知用人参以补气，而其升浮之性转能补助逆气，而分毫不能补助正气，是用之不如不用也。是以愚从屡次经验以来，知此方中之赭石，即少用亦当为人参之三倍也。夫当世出一书，一经翻印其分量即恒有差谬，况其几经口授、传写，至宋代始有印版，安知药味之分量分毫无差误乎？夫郭公、夏五、三豕渡河之类，古经史且不免差误，况医书乎？用古不至泥古，此以救人为宗旨，有罪我者亦甘受其责而不敢辞也。再者为赭石为铁氧化合宜生轧细用之，不宜煅用，若煅之，则铁氧分离（赭石原是铁矿，以火煅之铁即外出），即不堪用，且其质虽硬，实同铁锈（铁锈亦铁氧化合），即作丸散亦可生用，于脾胃固毫无伤损也。

又，旋覆花《本经》谓其味咸，主结气，胁下满，惊悸，除水。为其味咸，有似朴硝，故有软坚下行之功，是以有以上种种之功效。而药房所鬻者其味甚苦，分毫无咸意，愚对于此等药，实不敢轻用以恃之奏功也。惟敝邑（盐山）武帝台汙，其地近渤海，所产旋覆花大于药房所鬻者几一倍，其味咸而且辛，用以平肝、降胃、开痰、利气诚有殊效。

有姻家王姓童子，十二三岁，于晨起忽左半身手足不遂，知其为痰瘀经络致气血不能流通也。时蓄有自制半夏若干，及所采武帝台旋覆花若干，先与以自制半夏，俾为末徐徐服之，服尽六两，病愈弱半，继与以武帝台旋覆花，俾其每用二钱半，煎汤服之，日两次，旬日痊愈。盖因其味咸而兼辛，则其利痰开瘀之力当益大，是以用之有捷效也。

夫咸而兼辛之旋覆花，原为罕有之佳品，至其味微咸而不甚苦者，药房中容或有之，用之亦可奏效。若并此种旋覆花亦无之，用此方时，宜将方中旋覆花减半，多加赭石数钱，如此变通其方亦权可奏效也。

或问：人之呼吸惟在肺中，旋覆代赭石汤证，其痞鞕在于心下，何以妨碍呼吸至噫气不除乎？答曰：肺者，发动呼吸之机关也，至呼吸气之所及，非仅在于肺也，是以肺管有分支下连于心，再下则透膈连于肝，再下则由肝连于包肾之脂膜以通于胞室（胞室男女皆有），是以女子妊子其脐带连于胞室，而竟能母呼子亦呼，母吸子亦吸，斯非气能下达之明征乎？由斯知心下痞鞕，所阻之气虽为呼吸之气，实自肺管分支下达之气也。

太阳病大陷胸汤证（附自拟荡胸汤方）

又有痰气之凝结，不在心下而在胸中者。其凝结之痰气，填满于胸膈，至窒塞其肺中之呼吸几至停止者，此为结胸之险证，原非寻常药饵所能疗治。

《伤寒论》原文：太阳病，脉浮而动数，浮则为风，数则为热，动则为痛，数则为虚。头痛发热，微盗汗出，而反恶寒者，表未解也。医反下之，动数变迟，膈内拒痛，胃中空虚，客气动膈，短气烦躁，心中懊憹，阳气内陷，心下因鞕，则为结胸，大陷胸汤主之。

脉浮，热犹在表，原当用辛凉之药发汗以解其表，乃误认为热已入里，而以药下之，其胸中大气因下而虚，则外表之风热即乘虚而入，与上焦痰水互相凝结于胸膺之间，以填塞其空旷之府，是以成结胸之证。不但觉胸中满闷异常，即肺中呼吸亦觉大有滞碍。其提纲中既言其脉数则为热，而又言数则为虚者，盖人阴分不虚者，总有外感之热，其脉未必即数，今其热犹在表，脉之至数已数，故又因其脉数，而断其为虚也。至于因结胸而脉变为迟者，非因下后热变为凉也，盖人之脏腑中有实在瘀积，阻塞气化之流通者，其脉恒现迟象，是以大承气汤证，其脉亦迟也。膈内拒痛者，胸中大气与痰水凝结之气互相撑胀而作痛，按之则其痛益甚，是以拒按也。胃中空虚，客气动膈者，因下后胃气伤损，气化不能息息下行（胃气所以传送饮食，故以息息下行为顺），而与胃相连之冲脉（冲脉之上源与胃相连），其气遂易于上干，至鼓动膈膜而转排挤呼吸之气，使不得上升是以短气也。烦躁者，因表热内陷于胸中，扰乱其心君之火故烦躁也。懊憹者，上干之气欲透膈而外越故懊憹也。

【大陷胸汤方】 大黄（六两，去皮） 芒硝（一升） 甘遂（一钱匕）

上三味，以水六升，先煮大黄，取二升，去渣，纳芒硝煮一两沸，纳甘遂末，温服一升，得快利，止后服。所谓一钱匕者，俾匕首作扁方形，将药末积满其上，重可至一钱耳。

结胸之证，虽填塞于胸中异常满闷，然纯为外感之风热内陷，与胸中素蓄之水饮结成，纵有客气上干至于动膈，然仍阻于膈而未能上达，是以若枳实、厚朴一切开气之药皆无须用。惟重用大黄、芒硝以开痰而清热，又虑大黄、芒硝之力虽猛，或难奏效于顷刻，故又少佐以甘遂，其性以攻决为用，异常迅速，与大黄、芒硝化合为方，立能清肃其空旷之府使毫无障碍，制此方者乃霹雳手段也。

按：甘遂之性《本经》原谓其有毒。忆愚初学医时，曾遍尝诸药以求其实际。一日清晨嚼服生甘遂一钱，阅一点钟未觉瞑眩，忽作水泻，连连下行近十次，至巳时吃饭如常，饭后又泻数次，所吃之饭皆泻出，由此悟得利痰之药，当推甘遂为第一。后以治痰迷心窍之疯狂，恒恃之成功，其极量可至一钱强。然非其脉大实，不敢轻投，为其性至猛烈。是以大陷胸汤中所用之甘遂，折为今之分量，一次所服者只一分五厘，而能导引大黄、芒硝直透结胸病之中坚，俾大黄、芒硝得施其药力于瞬息之顷，此乃以之为向导，少用即可成功，原无需乎多也。

又按：甘遂之性，原宜作丸散，若入汤剂，下咽即吐出，是以大陷胸汤方必将药煎成，而后纳甘遂之末于其中也。

又甘遂之性，初服之恒可不作呕吐，如连日服即易作呕吐，若此方服初次病未尽除而需再服者，宜加生赭石细末二钱，用此汤药送服，即可不作呕吐。

用大陷胸汤治结胸原有捷效，后世治结胸证敢用此方者，实百中无二三。一畏方中甘遂有毒，一疑提纲论脉处，原明言数则为虚，恐不堪此猛烈之剂。夫人之畏其方不敢用者，愚实难以相强，然其方固可通变也。《伤寒论》大陷胸汤之前，原有大陷胸丸，方系大黄半斤，葶苈半升熬，杏仁半升去皮尖熬黑，芒硝半升。

上四味，捣筛二味，次纳杏仁、芒硝，研如脂，和散，取如弹丸一枚，别捣甘遂末一钱匕，白蜜二合，水二升，煮取一升，温顿服之。

按：此方所主之证，与大陷胸汤同，因其兼有颈强如柔痓状，故于大陷胸汤中加葶苈、杏仁，和以白蜜，连渣煮服，因其病上连颈，欲药力缓缓下行也。今欲于大陷胸汤中减去甘遂，可将大陷胸丸中之葶苈及前治噫气不除方中之赭石，各用数钱加于大陷胸汤中，则甘遂不用亦可奏效。夫赭石饶有重坠之力前已论之，至葶苈则味苦善降，性近甘遂而无毒，药力之猛烈亦远逊于甘遂，其苦降之性，能排逐溢于肺中之痰水使之迅速下行，故可与赭石共用以代甘遂也。

至大陷胸汤如此加减用者，若犹畏其力猛，愚又有自拟之方以代之，即拙著《衷中参西录》三期中之荡胸汤是也。其方用瓜蒌仁新炒者二两捣碎，生赭石二两轧细，苏子六钱炒捣，芒硝四钱。药共四味，将前三味用水四盅煎汤两盅，去渣入芒硝融化，先温服一盅，结开大便通下者，停后服。若其胸中结犹未开，过两点钟再温服一盅；若胸中之结已开，而大便犹未通下，且不觉转矢气者，仍可温服半盅。

按：此荡胸汤方不但无甘遂，并无大黄，用以代大陷胸汤莫不随手奏效，故敢笔之于书以公诸医界也。

太阳病小陷胸汤证（附白散方）

《伤寒论》大陷胸汤后，又有小陷胸汤以治结胸之轻者，盖其证既轻，治之之方亦宜轻矣。

《伤寒论》原文：小结胸病，正在心下，按之则痛，脉浮滑者，小陷胸汤主之。按：心下之处，注疏家有谓在膈上者，有谓在膈下者，以理推之实以膈上为对。盖膈上为太阳部位，膈下则非太阳部位。且小结胸之前（百三十九节）谓：太阳病重发汗，而复下之，不大便五六日，舌上燥而渴，日晡所小有潮热，从心下至少腹，硬满而痛不可近者，大陷胸汤主之。观此大陷胸汤所主之病，亦有从下之文，则知心上仍属胸中无疑义也。

【小陷胸汤方】黄连（一两）　半夏（半升，汤洗）　栝楼实（大者一枚）

上三味，以水六升，先煮瓜蒌，取三升，去渣，纳诸药，煮取二升，去渣，分温三服。

此证乃心君之火炽盛，铄耗心下水饮结为热痰（脉现滑象，是以知为热痰，若但有痰而不热，当现为濡象矣），而表阳又随风内陷，与之互相胶漆，停滞于心下为痞满，以杜塞心下经络，俾不流通，是以按之作痛也。为其病因由于心火炽盛，故用黄连以宁熄心

· 27 ·

火，兼以解火热之团结；又佐以半夏开痰兼能降气；栝楼涤痰兼以清热。其药力虽远逊于大陷胸汤，而以分消心下之痞塞自能胜任有余也。然用此方者，须将栝楼细切，连其仁皆切碎，方能将药力煎出。

又此证若但痰饮痞结于心下，而脉无滑热之象者，可治以拙拟荡胸汤，惟其药剂宜斟酌减轻耳。

小结胸之外，又有寒实结胸，与小结胸之因于热者迥然各异，其治法自当另商。《伤寒论》谓：宜治以三物小陷胸汤。又谓：白散亦可服。三物小陷胸汤《伤寒论》中未载，注疏家或疑即小陷胸汤，谓系从治之法。不知所谓从治者，如纯以热治凉，恐其格拒不受，而于纯热之中少用些些凉药为之作引也，若纯以凉治凉，是犹冰上积冰，其凝结不益坚乎？由斯知，治寒实结胸，小陷胸汤断不可服，而白散可用也。爰录其方于下。

【白散方】桔梗（三分）
巴豆（一分，去皮心，熬黑，研如脂）
贝母（三分）

上三味，为散，纳巴豆，更于臼中杵之，以白饮和服。强人半钱匕，羸者减半，病在膈上必吐，在膈下必利，不利进热粥一杯，利过不止，进冷粥一杯。

按：方中几分之分，当读为去声，原无分量多少，如方中桔梗、贝母各三分，巴豆一分，即桔梗、贝母之分量皆比巴豆之分量多两倍，而巴豆仅得桔梗及贝母之分量三分之一也。巴豆味辛性热以攻下为用，善开冷积，是以寒实结胸当以此为主药，而佐以桔梗、贝母者，因桔梗不但能载诸药之力上行，且善开通肺中诸气管使呼吸通畅也。至贝母为治嗽要药，而实善开胸膈之间痰气郁结。卫《诗》谓："陟彼阿丘，言采其蝱。"朱注云：蝱，贝母也。可以疗郁是明征也。至巴豆必炒黑而后用者，因巴豆性至猛烈，炒至色黑可减其猛烈之性，然犹不敢多用，所谓半钱匕者，乃三药共和之分量，折为今之分量为一分五厘，其中巴豆之分量仅二厘强，身形羸弱者又宜少用，可谓慎之又慎也。

按： 白散方中桔梗、贝母，其分量之多少无甚关系，至巴豆为方中主药，所用仅二厘强，纵是药力猛烈，亦难奏效，此盖其分量传写有误也。愚曾遇有寒实结胸，但用巴豆治愈一案，爰详细录出以征明之。

一人年近三旬，胸中素多痰饮，平时呼吸其喉间恒有痰声。时当孟春上旬，冒寒外出，受凉太过，急急还家，即卧床上，歇息移时，呼之吃饭不应，视之有似昏睡，呼吸之间痰声漉漉，手摇之使醒，张目不能言，自以手摩胸际，呼吸大有窒碍。延医治之，以为痰厥，概治以痰厥诸方皆无效。及愚视之，抚其四肢冰冷，其脉沉细欲无，因晓其家人曰：此寒实结胸证，非用《伤寒论》白散不可。遂急购巴豆去皮及心，炒黑捣烂，纸裹数层，压去其油（药房中名为巴豆霜，恐药房制不如法，故自制之），秤准一分五厘，

开水送下，移时胸中有开通之声，呼吸顿形顺利，可作哼声，进米汤半碗。翌晨又服一剂，大便通下，病大轻减，脉象已起，四肢已温，可以发言，至言从前精神昏愦似无知觉，此时觉胸中似满闷。遂又为开干姜、桂枝尖、人参、厚朴诸药为一方，俾多服数剂以善其后。

如畏巴豆之猛烈不敢轻用，愚又有变通之法，试再举一案以明之。

一妇人年近四旬，素患寒饮，平素喜服干姜、桂枝等药。时当严冬，因在冷屋察点屋中家具为时甚久，忽昏仆于地，舁诸床上，自犹能言，谓适才觉凉气上冲遂至昏仆，今则觉呼吸十分努力气息始通，当速用药救我，言际忽又昏愦，气息几断。时愚正在其村为他家治病，急求为诊视。其脉微细若无，不足四至，询知其素日禀赋及此次得病之由，知其为寒

实结胸无疑，取药无及，急用胡椒三钱捣碎，煎两三沸，徐徐灌下，顿觉呼吸顺利，不再昏厥。遂又为疏方，干姜、生怀山药各六钱，白术、当归各四钱，桂枝尖、半夏、甘草各三钱，厚朴、陈皮各二钱，煎服两剂，病愈十之八九。又即原方略为加减，俾多服数剂以善其后。

谨案：有以胡椒非开结之品，何以用之而效为问者，曰：此取其至辛之味以救一时之急，且辛热之品能开寒结，仲景通脉四逆汤所以加重干姜也。

又有以腹满用厚朴，胸满用枳实，此两证均系结胸，何以不用枳实而用厚朴为问者，曰：枳实性凉，与寒实结胸不宜，厚朴性温，且能通阳故用也。

受业张塱谨注

太阳病大黄黄连泻心汤证

诸陷胸汤、丸及白散之外，又有泻心汤数方，虽曰泻心实亦治胸中之病，盖陷胸诸方所治者，胸中有形之痰水为病，诸泻心汤所治之病，胸中

无形之气化为病也。

《伤寒论》原文：心下痞，按之濡，其脉关上浮者，大黄黄连泻心汤主之。

【大黄黄连泻心汤方】大黄（二两） 黄连（一两）

上二味，以麻沸汤二升渍之，须臾，绞去渣，分温再服。

人之上焦如雾。上焦者膈上也，所谓如雾者，心阳能蒸腾上焦之湿气作云雾而化水，缘三焦脂膜以下达于膀胱也。乃今因外感之邪气深陷胸中，与心火蒸腾之气搏结于心下而作痞，故用黄连以泻心火，用大黄以除内陷之外邪，则心下之痞者开，自能还其上焦如雾之常矣。至于大黄、黄连不用汤煮，而俱以麻沸汤渍之者，是但取其清轻之气以治上，不欲取其重浊之汁以攻下也。

太阳病附子泻心汤证（附自拟变通方）

心下痞病，有宜并凉热之药为一方，而后能治愈者，《伤寒论》附子泻心汤所主之病是也。试再详论之。

《伤寒论》原文：心下痞，而复恶寒汗出者，附子泻心汤主之。

【附子泻心汤方】 大黄（二两） 黄连 黄芩（各一两） 附子（一枚，炮，去皮，破，别煮取汁）

上四味，切前三味以麻沸汤二升渍之，须臾，绞去滓，纳附子汁，分温再服。

按： 附子泻心汤所主之病，其心下之痞与大黄黄连泻心汤所主之病同，因其复恶寒，且汗出，知其外卫之阳不能固摄，且知其阳分虚弱不能抗御外寒也。夫太阳之根底在于下焦水腑，故于前方中加附子以补助水腑之元阳，且以大黄、黄连治上，但渍以麻沸汤，取其清轻之气易于上行也。以附子治下，则煎取浓汤，欲其重浊之汁易于下降也。是以如此寒热殊异之药，浑和为剂，而服下热不妨寒，寒不妨热，分途施治，同时奏功，此不但用药之妙具其精心，即制方之妙亦几令人不可思议也。

按： 附子泻心汤之方虽妙，然为其大寒大热并用，医者恒不敢轻试。而愚对于此方原有变通之法，似较平易易用。其方无他，即用黄芪以代附子也。盖太阳之腑原有二，一在膀胱，一在胸中（于六经总论中曾详言其理），而胸中所积之大气，实与太阳外表之卫气有息息密切之关系。气原属阳，胸中大气一虚，不但外卫之气虚不能固摄，其外卫之阳，亦遂因之衰微而不能御寒，是以汗出而且恶寒也。用黄芪以补助其胸中大气，则外卫之气固，而汗可不出，即外卫之阳亦因之壮旺而不畏寒矣。盖用附子者，所以补助太阳下焦之腑；用黄芪者所以补助太阳上焦之腑，二腑之气化原互相流通也。爰审定其方于下，以备采用。

大黄（三钱） 黄连（二钱） 生箭芪（三钱）

前二味，用麻沸汤渍取清汤多半盅，后一味，煮取浓汤少半盅，浑和作一次温服。

或问：凡人脏腑有瘀，恒忌服补药，因补之则所瘀者益锢闭也，今此证既心下瘀而作痞，何以复用黄芪以易附子乎？答曰：凡用药开瘀，将药服下必其脏腑之气化能运行，其破药之力始能奏效，若但知重用破药以破瘀，恒有将其气分破伤而瘀转不开者，是以人之有瘀者，固忌服补气之药，而补气之药若与开破之药同用，则补气之药转能助开破之药，俾所瘀者速消。

太阳病炙甘草汤证

陷胸、泻心诸方，大抵皆治外感之实证，乃有其证虽属外感，而其人内亏实甚者，则《伤寒论》中炙甘草汤所主之证是也。

《伤寒论》原文：伤寒脉结代，心动悸，炙甘草汤主之。

脉之跳动，偶有止时，其止无定数者为结，言其脉结而不行，是以中止也；止有定数者曰代，言其脉至此即少一跳动，必需他脉代之也。二脉虽皆为特别病脉，然实有轻重之分，盖结脉止无定数，不过其脉偶阻于气血凝滞之处，而有时一止，是以为病犹轻；至代脉则止有定数，是脏腑中有一

脏之气内亏，不能外达于脉之部位，是以为病甚重也。其心动悸者，正其结代脉之所由来也。

【炙甘草汤方】甘草（四两，炙）生姜（三两，切）桂枝（三两，去皮）人参（二两）生地黄（一斤）阿胶（二两）麦门冬（半升）麻子仁（半升）大枣（三十枚，擘）

上九味，以清酒七升，水八升，先煮八味，取三升，去滓纳胶，烊化消尽，温服一升，日三服，一名复脉汤。

按：炙甘草汤之用意甚深，而注疏家则谓方中多用富有汁浆之药，为其心血亏少，是以心中动悸以致脉象结代，故重用富有汁浆之药，以滋补心血，为此方中之宗旨，不知如此以论此方，则浅之乎视此方矣。试观方中诸药，惟生地黄（即干地黄）重用一斤，地黄原补肾药也，惟当时无熟地黄，多用又恐其失于寒凉，故煮之以酒七升，水八升，且酒水共十五升，而煮之减去十二升，是酒性原热，而又复久煮，欲变生地黄之凉性为温性

者，欲其温补肾脏也。盖脉之跳动在心，而脉之所以跳动有力者，实赖肾气上升与心气相济，是以伤寒少阴病，因肾为病伤，遏抑肾中气化不能上与心交，无论其病为凉为热，而脉皆微弱无力是明征也。由斯观之，是炙甘草汤之用意，原以补助肾中之气化，俾其壮旺上升，与心中之气化相济救为要着也。至其滋补心血，则犹方中兼治之副作用也，犹此方中所缓图者也。

又方中人参原能助心脉跳动，实为方中要药，而只用二两，折为今之六钱，再三分之一，剂中只有人参二钱，此恐分量有误，拟加倍为四钱则奏效当速也。然人参必用党参，而不用辽参，盖辽参有热性也。

又脉象结代而兼有阳明实热者，但治以炙甘草汤恐难奏功，宜借用白虎加人参汤，以炙甘草汤中生地黄代方中知母，生怀山药代方中粳米。

曾治一叟，年近六旬，得伤寒证，四五日间表里大热，其脉象洪而不实，现有代象，舌苔白而微黄，大便数日未行。为疏方，用生石膏三两，大生地一两，野台参四钱，生怀山药六钱，甘草三钱，煎汤三盅，分三次温饮下。将三次服完，脉已不代，热退强半，大便犹未通下，遂即原方减去石膏五钱，加天冬八钱，仍如从前煎服，病遂痊愈。

又炙甘草汤虽结代之脉并治，然因结轻代重，故其制方之时注重于代，纯用补药。至结脉恒有不宜纯用补药，宜少加开通之药始与病相宜者。

近曾在津治一钱姓壮年，为外洋饭店经理，得伤寒证，三四日间延为诊视，其脉象洪滑甚实，或七八动一止，或十余动一止，其止皆在左部，询其得病之由，知系未病之前曾怒动肝火，继又出门感寒，遂得斯病，因此知其左脉之结乃肝气之不舒也。为疏方，仍白虎加人参汤加减，生石膏细末四两，知母八钱，以生山药代粳米用六钱，野台参四钱，甘草三钱，外加生莱菔子四钱捣碎，煎汤三盅，分三次温服下。结脉虽除，而脉象仍有余热，遂即原方将石膏减去一两，人参、莱菔子各减一钱，仍如前煎服，其大便从前四日未通，将药三次服完后，大便通下，病遂痊愈。

按：此次所用之方中不以生地黄代知母者，因地黄之性与莱菔子不相宜也。

又愚治寒温证不轻用降下之品，其人虽热入阳明之腑，若无大便燥硬，欲下不下之实证，亦恒投以大剂白虎汤清其热，热清大便恒自通下。是以愚日日临证，白虎汤实为常用之品，承气汤恒终岁不一用也。

又治一叟，年过六旬，大便下血，医治三十余日，病益进，日下血十余次，且多血块，精神昏愦。延为诊视，其脉洪实异常，至数不数，惟右部有止时，其止无定数乃结脉也。其舌苔纯黑，

知系外感大实之证，从前医者但知治其便血，不知治其外感实热，可异也。投以白虎加人参汤，方中生石膏重用四两，为其下血日久，又用生山药一两以代方中粳米，取其能滋阴补肾，兼能固元气也。煎汤三盅，分三次温服下，每次送服广三七细末一钱，如此日服一剂，两日血止，大便犹日行数次，脉象之洪实大减，而其结益甚，且腹中觉胀。询其病因，知得于恼怒之后，遂改用生莱菔子五钱，而佐以白芍、滑石、天花粉、甘草诸药（外用鲜白茅根切碎四两，煮三四沸，取其汤以代水煎药），服一剂胀消，脉之至数调匀，毫无结象而仍然有力，大便滑泻已减半，再投以拙拟滋阴清燥汤（方系生怀山药、滑石各一两，生杭芍六钱，甘草三钱），一剂泻止，脉亦和平。

观上所录二案，知结脉现象未必皆属内亏，恒有因气分不舒，理其气即可愈者。

又有脉非结代，而若现雀啄之象者，此亦气分有所阻隔也。

曾治一少妇素日多病，于孟春中旬得伤寒，四五日表里俱壮热，其舌苔白而中心微黄，毫无津液，脉搏近六至，重按有力，或十余动之后，或二十余动之后，恒现有雀啄之象，有如雀之啄粟，恒连二三啄也。其呼吸外出之时，恒似有所龃龉而不能畅舒。细问病因，知其平日司家中出入账目，其姑察账甚严，未病之先，因账有差误，曾被责斥，由此知其气息不顺及脉象之雀啄，其原因皆由此也。问其大便自病后未行，遂仍治以前案钱姓方，将生石膏减去一两，为其津液亏损，为加天花粉八钱，亦煎汤三盅，分三次温服下，脉象已近和平，至数调匀如常，呼吸亦顺，惟大便犹未通下，改用滋阴润燥清火之品，服两剂大便通下痊愈。

太阳病桃核承气汤证

以上所论伤寒太阳篇，诸方虽不一致，大抵皆治太阳在经之病者也。至治太阳在腑之病其方原无多，而治太阳腑病之至剧者，则桃核承气汤是也。试再进而详论之。

《伤寒论》原文：太阳病不解，热结膀胱，其人如狂，血自下，下者愈。其外不解者，尚未可攻，当先解其外。外解已，但少腹急结者，乃可攻之，宜桃核承气汤。

【桃核承气汤方】 桃仁（五十个，去皮尖） 桂枝（二两，去皮） 大黄（四两去皮） 芒硝（二两） 甘草（二两，炙）

上五味，以水七升，煮取二升半，去滓，纳芒硝，更上火微沸，下火，先食温服五合，日三服，当微利。

此证乃外感之热，循三焦脂膜下降结于膀胱，膀胱上与胞室之脂膜相连，其热上蒸，以致胞室亦蕴有实热，血蓄而不行，且其热由任脉上窜，扰乱神明，是以其人如狂也。然病机之变化无穷，若其胞室之血蓄极而自下，其热即可随血而下，是以其病可愈。若其血蓄不能自下，且有欲下不下之势，此非攻之使下不可。惟其外表未解，或因下后而外感之热复内陷，故又宜先解其外表而后可攻下也。

大黄味苦气香，性凉，原能开气破血，为攻下之品，然无专入血分之药以引之，则其破血之力仍不专，方中用桃仁者，取其能引大黄之力专入血分以破血也。徐灵胎云：桃花得三月春和之气以生，而花色鲜明似血，故凡血郁血结之疾，不能自调和畅达者，桃仁能入其中而和之散之，然其生血之功少，而去瘀之功多者何也？盖桃核本非血类，故不能有所补益，若瘀血皆已败之血，非生气不能流通，桃之生气在于仁，而味苦又能开泄，故能逐旧而不伤新也。至方中又用桂枝者，亦因其善引诸药入血分，且能引诸药上行以清上焦血分之热，则神明自安而如狂者可愈也。

特是，用桃核承气汤时，又须细加斟酌，其人若素日少腹恒觉膜胀，至此因外感之激发，而膜胀益甚者，当防其素有瘀血，若误用桃核承气汤下之，则所下者，必紫色成块之血，其人血下之后，十中难救一二。若临证至不得已必须用桃核承气汤时，须将此事说明以免病家之误会也。

按：热结膀胱之证，不必皆累及胞室蓄血也。人有病在太阳旬余不解，午前稍轻，午后则肢体酸懒，头目昏沉，身似灼热，转畏寒凉，舌苔纯白，小便赤涩者，此但热结膀胱而胞室未尝蓄血也。此当治以经腑双解之剂，宜用鲜白茅根锉细二两，滑石一两，共煮五六沸取清汤一大盅，送服西药阿斯必林瓦许，周身得汗，小便必然通利，而太阳之表里俱清矣。

第七期第二卷

太阳阳明合病桂枝加葛根汤证

伤寒之传经，自太阳而阳明，然二经之病恒互相连带，不能划然分为两界也。是以太阳之病有兼阳明者，此乃太阳入阳明之渐也，桂枝加葛根汤所主之病是也。

《伤寒论》原文：太阳病，项背强几几（音殳），反汗出恶风者，桂枝加葛根汤主之。

【桂枝加葛根汤方】桂枝（三两，去皮） 芍药（三两） 甘草（二两，炙） 生姜（三两切） 大枣（十二枚，擘） 葛根（四两）

上六味，以水七升，纳诸药，煮取三升，去滓，温服一升，不须啜粥，余如桂枝法将息及禁忌。

王和安曰：手阳明经，根于大肠出络胃，外出肩背合于督脉，其气由大肠胃外之油膜吸水所化，循本经上出肩背。葛根纯为膜丝管之组织，性善吸水，入土最深，能吸引土下黄泉之水，化气结脂，上升于长藤支络，最与阳明经性切合，气味轻清，尤善解热，故元人张元素谓为阳明仙药也。此方以桂枝汤治太阳中风之本病，加葛根以清解阳明经之兼病，使兼及阳明经之郁热化为清阳，仍以姜、桂之力引之，从太阳所司之营卫而出。至葛根之分量用之独重者，所以监制姜、桂之热不使为弊也。不须啜粥者，以葛根养液无须谷力之助也。伤寒之病手经足经皆有，因手、足之经原相毗连不能为之分清，是以仲景著书，只浑言某经未尝确定其为手为足也。愚于第一课首节中，曾详论之。王氏注解此方，以手经立论，原《伤寒论》中当有之义，勿讶其为特创别说也。

张拱端曰：太阳之经连风府，上头项，挟脊，抵腰，至足，循身之背。本论论太阳经病约有三样，一头痛，二项强，三背几几。头、项、背三处，一脉相贯，故又有头项强痛，项背强几几之互词，以太阳之经脉，置行于背而上于头，故不限于一处也。读者须知上节只言头痛，是经病之轻证，此节项背强几几，则经脉所受之邪较重。《内经》云："邪入于输，腰脊乃强。"今邪入于太阳之经输，致使项背强几几。察其邪入之路，从风池而入，上不干于脑，而下干于背，故头不痛而项背强也。又据汗出恶风证，是邪不独入经输，且入肌肉，故用桂枝汤以解肌，加葛根以达经输，而疗项背几几之病也。愚按：太阳主皮毛，阳明主肌肉，人身之筋络于肌肉之中，为其热在肌肉，筋被热铄有拘挛之意，有似短羽之鸟，伸颈难于飞举之状，故以几几者状之也。至葛根性善醒酒（葛花尤良，古有葛花解醒汤），其凉而能散可

知。且其能鼓胃中津液上潮以止消渴，若用以治阳明之病，是借阳明腑中之气化，以逐阳明在经之邪也，是以其奏效自易也。

太阳阳明合病葛根汤证

桂枝加葛根汤是治太阳兼阳明之有汗者。至太阳兼阳明之无汗者，《伤寒论》又另有治法。其方即葛根汤。

《伤寒论》原文：太阳病，项背强几几，无汗，恶风者，葛根汤主之。

【葛根汤方】葛根（四两）麻黄（三两，去节）桂枝（二两，去皮）芍药（二两）甘草（二两，炙）生姜（三两，切）大枣（十二枚，擘）

上七味㕮咀，以水一斗，先煮麻黄、葛根，减六升，去沫，纳诸药，煎取三升，去滓，温服一升，覆取微似汗，不须啜粥，余如桂枝汤法将息及禁忌。

陈古愚曰：桂枝加葛根汤与此汤，俱治太阳经输之病，太阳之经输在背，经云："邪

入于输，腰脊乃强。"师于二方皆云治项背几几，几几者，小鸟羽短，欲飞不能飞，而伸颈之象也。但前方治汗出，是邪从肌腠而入输，故主桂枝；此方治无汗，是邪从肤表而入输，故主麻黄。然邪既入输，肌腠亦病，方中取桂枝汤全方加葛根、麻黄，亦肌表两解之治，与桂枝二麻黄一汤同意而用却不同，微乎微乎！

阳明病葛根黄连黄芩汤证（附自拟滋阴宣解汤方）

上所论二方，皆治太阳与阳明合病之方也。乃有其病原属太阳，误治之后，而又纯属阳明者，葛根黄芩黄连汤所主之病是也。

《伤寒论》原文：太阳病，桂枝证，医反下之，利遂不止，脉促者，表未解也，喘而汗出者，葛根黄芩黄连汤主之。

【葛根黄连黄芩汤方】葛根（半斤） 甘草（二两，炙） 黄芩（三两） 黄连（三两）

上四味，以水八升，先煮葛根，减二升，纳诸药，煮取二升，去渣，分温再服。

促脉与结、代之脉皆不同，注疏诸家多谓，脉动速时一止者曰促。夫促脉虽多见于速脉之中，而实非止也。譬如人之行路，行行且止，少停一步复行，是结、代也。又譬如人之奔驰，急急速走，路中偶遇不平，足下恒因有所龃龉，改其步武，而仍然奔驰不止，此促脉也。是以促脉多见于速脉中也。凡此等脉，多因外感之热内陷，促其脉之跳动加速，致脉管有所拥挤，偶现此象，名之为促，若有人催促之使然也。故方中重用芩、连，化其下陷之热，而即用葛根之清轻透表者，引其化而欲散之热尽达于外，则表里俱清矣。且喘为肺病，汗为心液，下陷之热既促脉之跳动改其常度，复迫心肺之阳外越，喘而且汗。由斯知方中芩、连，不但取其能清外感内陷之热，并善清心肺之热，而汗喘自愈也。况黄连性能厚肠，又为治下利之要药乎？若服药后，又有余热利不止者，宜治以拙拟滋阴宣解汤（方载三期五卷，系滑石、山药各一两，生杭芍六钱，甘草三钱，连翘三钱，蝉蜕去足土三钱）。

陆九芝曰：温热之与伤寒所异者，伤寒恶寒，温热不恶寒耳。恶寒为太阳主证，不恶寒为阳明主证，仲景于此分之最严。恶寒而无汗用麻黄，恶寒而有汗用桂枝，不恶寒而有汗且恶热者用葛根。阳明之葛根，即太阳之桂枝也，所以达表也。葛根黄芩黄连汤中之芩、连，即桂枝汤中之芍药也，所以安里也。桂枝协麻黄治恶寒之伤寒，葛根协芩、连治不恶寒之温热，其方为伤寒、温热之分途，任后人审其病之为寒为热而分用之。尤重在芩、连之苦，不独可降可泻，且合苦以坚之之义，坚毛窍可以止汗，坚肠胃可以止利，所以葛根黄芩黄连汤又有下利不止之治，一方而表里兼清，此则药借病用，本不专为下利设也。乃后人视此方若舍下利一证外，更无他用者何也！

按：用此方为阳明温热发表之药可为特识，然葛根发表力甚微，若遇证之无汗者，当加薄荷叶三钱，始能透表出汗，试观葛根汤治项背强几几，无汗恶风者，必佐以麻、桂可知也。当仲景时薄荷尚未入药，前曾论之。究之清轻解肌之品，最宜于阳明经病之发表，且于温病初得者，不仅薄荷，若连翘、蝉蜕其性皆与薄荷相近，而当仲景时，于连翘只知用其根（即连翘赤小豆汤中之连翘）以利小便，而犹不知用连翘以发表。至于古人用蝉，但知用蚱蝉，是连其全身用之，而不知用其蜕有皮以达皮之妙也。盖连翘若单用一两，能于十二小时中使周身不断微汗。若只用二三钱于有薄荷剂中，亦可使薄荷发汗之力绵长。至蝉蜕若单用三钱煎服，分毫不觉有发表之力即可周身得微汗，且与连翘又皆为清表温疹之妙品，以辅佐薄荷奏功，故因论薄荷而连类及之。

深研白虎汤之功用

上所论有葛根诸方，皆治

阳明在经之病者也。至阳明在腑之病，又当另议治法，其治之主要，自当以白虎汤为称首也。

《伤寒论》原文：伤寒，脉浮滑，此表有热里有寒，白虎汤主之（此节载太阳篇）。

按：此脉象浮而且滑，夫滑则为热入里矣，乃滑而兼浮，是其热未尽入里，半在阳明之腑，半在阳明之经也。在经为表，在腑为里，故曰表有热里有寒。《内经》谓热病者皆伤寒之类也。又谓人之伤于寒也，则为病热。此所谓里有寒者，盖谓伤寒之热邪已入里也。陈氏之解原如斯，愚则亦以为然。至他注疏家有谓此寒热二字，宜上下互易，当作外有寒里有热者，然其脉象既现浮滑，其外表断不至恶寒也。有谓此寒字当系痰之误，因痰寒二音相近，且脉滑亦为有痰之征也。然在寒温，其脉有滑象，原主阳明之热已实，且足征病者气血素充，治亦易愈。若因其脉滑，而以为有痰，则白虎汤岂为治痰之剂乎。

《伤寒论》原文：三阳合病，腹满身重，难以转侧，口不仁，面垢，谵语，遗尿。发汗则谵语，下之则额上生汗，手足逆冷。若自汗出者，白虎汤主之（此节载阳明篇）。

按：证为三阳合病，乃阳明外连太阳内连少阳也。由此知三阳会合以阳明为中间，三阳之病会合，即以阳明之病为中坚也。是以其主病之方，仍为白虎汤，势若帅师以攻敌，以全力捣其中坚，而其余者自瓦解。

《伤寒论》原文：伤寒，脉滑而厥者，里有热也，白虎汤主之（此节载厥阴篇）。

按：脉滑者阳明之热传入厥阴也。其脉滑而四肢厥逆者，因肝主疏泄，此证乃阳明传来之热郁于肝中，致肝失其所司，而不能疏泄，是以热深厥亦深也。治以白虎汤，热消而厥自回矣。

或问：伤寒传经之次第，原自阳明而少阳，三传而后至厥阴，今言阳明之热传入厥阴，将勿与经旨有背谬乎？答曰：白虎汤原为治阳明实热之正药，其证非阳明之实热者，仲景必不用白虎汤。此盖因阳明在经之热，不传于腑（若入腑则不他传矣）而传于少阳，由少阳而为腑脏之相传（如由太阳传少阴，即腑脏相传，《伤寒论》少阴篇麻黄附子细辛汤所主之病是也），则肝中传入阳明实热矣。究之，此等证其左右两关必皆现有实热之象，盖此阳明在经之热，虽由少阳以入厥阴，必仍有余热入于阳明之腑，俾其腑亦蕴有实热，故可放胆投以白虎汤，而于胃腑无损也。

【白虎汤方】知母（六两）石膏（一斤，打碎）甘草（二两，炙）粳米（六合）

上四味，以水一斗，煮米熟汤成，去滓，温服一升，日三服。

白虎者，西方之金神也。于时为溽暑既去，金风乍来，病喝之人当之，顿觉心地清凉，精神爽健，时序之宜人，莫可言喻。以比阳明实热之人，正当五心烦灼，毫无聊赖之际，而一饮此汤，亦直觉凉沁心脾，转瞬之间已置身于清凉之域矣。方中重用石膏为主药，取其辛凉之性，质重气轻，不但长于清热，且善排挤内蕴之热息息自毛孔达出也。用知母者，取其凉润滋阴之性，既可佐石膏以退热，更可防阳明热久者之耗真阴也。用甘草者，取其甘缓之性，能逗留石膏之寒凉不至下趋也。用粳米者，取其汁浆浓郁能调石膏金石之药使之与胃相宜也。药只四味，而若此相助为理，俾猛悍之剂归于和平，任人放胆用之，以挽回人命于垂危之际，真无尚之良方也。何犹多畏之如虎而不敢轻用哉？

白虎汤所主之病，分载于太阳、阳明、厥阴篇中，惟阳明所载未言其脉象何如，似令人有未惬意之处。然即太阳篇之脉浮而滑及厥阴篇之脉滑而厥推之，其脉当为洪滑无疑，此当用白虎汤之正脉也。故治伤寒者，临证时若见其脉象洪滑，知其阳明之腑热已实，放胆投以白虎汤必无差谬，其人将药服后，或出凉汗而愈，或不出汗其热亦可暗消于无形。若其脉为浮滑，知其病犹连表，于方中加薄荷叶一钱，或加连翘、蝉蜕各一钱，服后须臾即可由汗解而愈（此理参看《衷中参西录》三期五卷中寒解汤下诠解自明）。其脉为滑而厥也，知系厥阴肝气不舒，可用白茅根煮汤以之煎药，服后须臾厥回，其病亦遂愈。此愚生平经验所得，故敢确实言之，以补古书所未备也。

近世用白虎汤者，恒恪守吴氏四禁。所谓四禁者，即其所著《温病条辨》白虎汤后所列禁用白虎汤之四条也。然其四条之中，显有与经旨相反之两条，若必奉之为金科玉律，则此救颠扶危挽回人命之良方，几将置之无用之地。愚非好辩而为救人之热肠所迫，实有不能已于言者。

吴鞠通原文：白虎汤本为达热出表，若其人脉浮弦而细者，不可与也；脉沉者，不可与也；不渴者，不可与也；汗不出者，不可与也，当须识此，勿令误也。

按：前两条之不可与，原当禁用白虎汤矣。至其第三条谓不渴者不可与也，夫用白虎汤之定例，渴者加人参，其不渴者即服白虎汤原方，无事加参可知矣。吴氏以为不渴者不可与，显与经旨相背矣。且果遵吴氏之言，其人若渴即可与以白虎汤，而亦无事加参矣，不又显与渴者加人参之经旨相背乎？至其第四条谓汗不出者不可与也，夫白虎汤三见于《伤寒论》，惟阳明篇中所主之三阳合病有汗，其太阳篇所主之病及厥阴篇所主之病，皆未见有汗也。仲圣当日未见有汗即用白虎汤，而吴氏则于未见有汗者禁用白虎汤，此不又显与经旨相背乎？且石膏原具有发表之性，其汗不出者不正可借以发其汗乎？且即吴氏所定之例，必其人有汗且兼渴者始可用白虎汤，然阳明实热之证，渴而兼汗出者，十人之中不过一二人，是不几将白虎汤置之无用之地乎？夫吴氏为清季名医，而对于白虎汤竟误设禁忌若此，彼盖未知石膏之性也。及至所著《医案》，曾治何姓叟，手足拘挛，因误服热药所致，每剂中用生石膏八两，服近五十日始愈，计用生石膏二十余斤。又治赵姓中焦留饮，上泛作喘，每剂药中皆重用生石膏，有一剂药中用六两八两者，有一剂中用十二两者，有一剂中用至一斤者，共服生石膏近百斤，其病始愈。以观其《温病条辨》中，所定白虎汤之分量生石膏只用一两，犹煎汤三杯分三次温饮下者，岂不天壤悬殊哉？盖吴氏先著《温病条辨》，后著《医案》，当其著《条辨》时，因未知石膏之性，故其用白虎汤慎重若此；至其著《医案》时，是已知石膏之性也，故其能放胆重用石膏若此，学问与年俱进，故不失其为名医也。

按： 人之所以重视白虎汤而不敢轻用者，实皆未明石膏之性也。夫自古论药之书，当以《神农本经》为称首，其次则为《名医别录》。《本经》创于开天辟地之圣神，洵堪为论药性之正宗，至《别录》则成于前五代之陶弘景，乃取自汉以后及五代以前名医论药之处而集为成书，以为《本经》之辅翼（弘景曾以朱书《本经》、墨书《别录》为一书，进之梁武帝），今即《本经》及《别录》之文而细为研究之。

《本经》石膏原文：气味辛，微寒，无毒，主治中风寒热，心下逆气，惊喘，口干舌焦，不能息，腹中坚痛，除邪鬼、产乳、金疮。

按： 后世本草，未有不以石膏为大寒者，独《本经》以为微寒，可为万古定论。为其微寒，是以白虎汤中用至一斤，至《吴氏医案》治痰饮上泛作喘，服石膏近百斤而脾胃不伤也。其言主中风者，夫中风必用发表之药，石膏既主之则性善发表可知。至其主寒热，惊喘，口干舌焦，无事诠解。至其能治心下逆气，腹中坚痛，人或疑之，而临证细心品验，自可见诸事实也。

曾治一人，患春温，阳明腑热已实，心下胀满异常，投以生石膏二两，竹茹碎末五钱，煎服后，顿觉药有推荡之力，胀满与温病皆愈。又尝治一人，少腹肿疼甚剧，屡经医治无效，诊其脉沉洪有力，投以生石膏三两，旱三七二钱（研细冲服），生蒲黄三钱，煎服两剂痊愈。此证即西人所谓盲肠炎也，西人恒视之为危险难治之病，而放胆重用生石膏即可随手奏效。

至谓其除邪鬼者，谓能治寒温实热证之妄言妄见也。治产乳者，此乳字当作生字解（注疏家多以乳字作乳汁解者，非是），谓妇人当生产之后，偶患寒温实热，亦不妨用石膏，即《金匮》谓妇人乳中虚，烦乱呕逆，安中益气，竹皮大丸主之者是也（竹皮大丸中有石膏）。治金疮者，人若为刀斧所伤，掺以生石膏细末，立能止血且能消肿愈疼也。

《别录》石膏原文：石膏除时气，头疼身热，三焦大热，肠胃中结气，解肌发汗，止消渴、烦逆、腹胀暴气、咽痛，亦可作浴汤。

按：解肌者，其力能达表，使肌肤松畅，而内蕴之热息息自毛孔透出也。其解肌兼能发汗者，言解肌之后，其内蕴之热又可化汗而出也。特是后世之论石膏者，对于《本经》之微寒既皆改为大寒，而对于《别录》之解肌发汗，则尤不相信。即如近世所出之本草，若邹润安之《本经疏证》、周伯度之《本草思辨录》，均可为卓卓名著，而对于《别录》谓石膏能解肌发汗亦有微词，今试取两家之论说以参考之。

邹润安曰：石膏体质最重，光明润泽，乃随击即解，纷纷星散，而丝丝纵列，无一缕横陈，故其性主解横溢之热邪，此正石膏解肌之所以然。至其气味辛甘，亦兼具解肌之长，质重而大寒，则不足于发汗，乃《别录》于杏仁曰解肌，于大戟曰发汗，石膏则以解肌发汗连称，岂以仲圣尝用于发汗耶？不知石膏治伤寒阳明病之自汗，不治太阳病之无汗，若太阳表实而兼阳明热郁，则以麻黄发汗，石膏泄热，无舍麻黄而专用石膏者。白虎汤治无表证之自汗，且戒人以无汗勿与，即后世发表经验之方，亦从无用石膏者，所谓发表不远热也。然则解肌非欤？夫白虎证至表里俱热，虽尚未入血分成腑实，而阳明气分之热已势成连横，非得辛甘寒解肌之石膏，由里达表以散其连横之势，热焉得除，而汗焉得止，是则石膏解肌所以止汗，非所以出汗。他如竹叶石膏汤、白虎加桂枝汤，非不用于无汗，而其证则非发表之证，学者勿过泥《别录》可耳。

无汗禁用白虎之言，《伤寒论》未见，欲自是其说，而设为古人之言以自作证据，其误古人也甚矣。至讲解肌为止汗，则尤支离，不可为训。

周伯度曰：王海藏谓石膏发汗，朱丹溪谓石膏出汗，皆以空文附和，未能实申其义。窃思方书石膏主治，如时气、肌肉壮热、烦渴喘逆、中风眩晕、阳毒发斑等证，无一可以发汗而愈者，病之倚重石膏莫如热疫。余师愚清瘟败毒散一剂用至六两八两，而其所著《疫疹一得》，则谆谆以发表致戒。顾松园以白虎汤治汪缵功阳明热证，每剂石膏用至三两，两服热顿减而遍身冷汗、肢冷发呃，群医哗然，阻勿再进。顾引仲圣热深厥深，及喻氏阳证忽变阴厥，万中无一之说与辩，勿听。迫投参附回阳之剂，而汗益多体益冷，复求顾诊。顾仍以前法用石膏三两，而二服后即汗止身温，此尤可为石膏解肌不发汗之明证，要之顾有定识定力，全在审证之的，而仲圣与喻氏有功后世，亦可见矣。

按：周氏之见解，与邹氏大致相同。所可异者，自不知石膏能发汗，而转笑王海藏谓石膏发汗，朱丹溪谓石膏出汗者，皆以空文附和，未能实申其义，此何异以己之昏昏誉人之昭昭也哉。至顾松园治汪缵功之热深厥深、周身冷汗，重用生石膏三两，两服病愈，以为石膏非能发汗之明证，而不知石膏能清热即能回厥，迨厥回之后，其周身之冷汗必先变为温和之汗，其内蕴之热，借石膏发表之力，皆息息自皮毛达出，内热随汗出尽，则汗自止而病自愈也。若认为将石膏服下，其冷汗即立止而病亦遂愈，此诚不在情理中矣。夫邹氏之《本经疏证》及周氏之《本草思辨录》，其讲解他药莫不精细入微，迥异于后世诸家本草，而独于石膏之性未能明了甚矣，石膏之令人难知也。

愚浮沉医界者五十余年，尝精细体验白虎汤之用法，若阳明之实热，一半在经，一半在腑，或其热虽入腑而犹连于经，服白虎汤后，大抵皆能出汗，斯乃石膏之凉与阳明之热化合而为汗以达于表也。若犹虑其或不出汗，则少加连翘、蝉蜕诸药以为之引导，服后覆杯之顷，其汗即出，且汗出后其病即愈，而不复有外感之热存留矣。若其阳明之热已尽入腑，服白虎汤后，大抵出汗者少，不出汗者多，其出汗者热可由汗而解，其不出汗者其热亦可内消。盖石膏质重气轻，其质重也可以逐热下行，其气轻也可以逐热上出，俾胃腑之气化升降皆湛然清肃，外感之热自无存留之地矣。

石膏之发汗，原发身有实热之汗，非能发新受之风寒也。

曾治一人，年近三旬，于春初得温病，医者以温药发其汗，汗出而病益加剧，诊其脉洪滑而浮，投以大剂白虎汤，为加连翘、蝉蜕各钱半，服后遍体得凉汗而愈。然愈后泄泻数次，后过旬日又重受外感，其脉与前次相符，乃因前次服白虎汤后作泄泻，遂改用天花粉、玄参各八钱，薄荷叶、甘草各二钱，连翘三钱，服后亦汗出遍体，而其病分毫不减，因此次所出之汗乃热汗非凉汗也。不得已遂仍用前方，为防其泄泻，以生怀山药八钱代方中粳米，服后仍遍体出凉汗而愈。

由此案观之，则石膏之妙用，有真令人不可思议者矣。

重用石膏以发汗，非仅愚一人之实验也。

邑中友人刘聘卿，肺热劳喘，热令尤甚，时当季夏，病犯甚剧，因尝见愚重用生石膏治病，自用生石膏四两，煎汤一大碗顿饮下，周身得凉汗，劳喘骤见轻，隔一日又将石膏如前煎饮，病又见轻，如此隔日一饮石膏汤，饮后必然出汗，其病亦随之递减，饮过六次，而百药难愈之痼疾竟霍然矣。后聘卿与愚相遇，因问石膏如此凉药，何以能令人发汗？愚曰：石膏性善发汗，《别录》载有明文，脏腑蕴有实热之人，服之恒易作汗也。此证因有伏气化热，久留肺中不去，以致肺受其伤，屡次饮石膏汤以逐之，则久留之热不能留，遂尽随汗出而消解无余矣。

用石膏以治肺病及劳热，古人早有经验之方，因后世未知石膏之性，即见古人之方亦不敢信，是以后世无用者。其方曾载于王焘《外台秘要》，今特详录于下，以备医界之采取。

《外台秘要》原文：治骨蒸劳热久嗽，用石膏纹如束针者一斤，粉甘草一两，研细如面，日以水调三四服，言其无毒有大益，乃养命上药，不可忽其贱而疑其寒。《名医别录》言陆州杨士丞女，病骨蒸，内热外寒，众医不能瘥，处州吴医用此方而体遂凉。

按：书中所载杨氏女亦伏气化热病。凡伏气化热之病，原当治以白虎汤，脉有数象者，白虎加人参汤，医者不知如此治法，是以久不瘥。吴医治以石膏、甘草粉，实为白虎汤之变通用法。乃有其证非如此变通用之而不能愈者（必服石膏面始能愈），此愚治伏气化热临证之实验，爰录一案于下，以明用古方者原宜因证变通也。

一人年近四旬，身形素强壮，时当暮春，忽觉心中发热，初未介意，后渐至大小便皆不利，屡次延医服药，病转加剧，腹中胀满，发热益甚，小便犹滴沥可通，而大便则旬余未通矣，且又觉其热上逆，无论所服何药，下咽即吐出，因此医皆束手无策。后延愚为诊视，其脉弦长有力，重按甚实，左右皆然，视其舌苔厚而已黄，且多芒刺，知为伏气化热，因谓病者曰：欲此病愈非治以大剂白虎汤不可。病者谓：我未受外感，何为服白虎汤？答曰：此伏气化热证也。盖因冬日或春初感受微寒，未能即病，所受之寒伏藏于三焦脂膜之中，阻塞升降之气化，久而生热，至春令已深，而其所伏之气更随春阳而化热，于斯二热相并，而脏腑即不胜其灼热矣。此原与外感深入阳明者治法相同，是以宜治以白虎汤也。病者闻愚言而颔之，遂为开白虎汤方，方中生石膏用三两，为其呕吐为加生赭石细末一两，为其小便不利为加滑石六钱，至大便旬余不通，而不加通大便之药者，因赭石与石膏并用，最善通热结之大便也。俾煎汤一大碗，徐徐温饮下，

服后将药吐出一半，小便稍通，大便未通下。翌日即原方将石膏改用五两，赭石改用两半，且仿白虎加人参汤之义，又加野台参三钱，复煎汤徐徐温饮下，仍吐药一半，大便仍未通下。于是变汤为散，用生石膏细末一两，赭石细末四钱和匀，为一日之量，鲜白茅根四两，煎汤分三次将药末送服，服后分毫未吐，下燥粪数枚，小便则甚畅利矣。翌日更仿白虎加人参汤之义，又改用野党参（古之人参生于上党，今之党参即古之人参也。然此参人工种者甚多，而仍以野山自生者为贵）五钱，煎汤送服从前药末，又下燥粪数枚，后或每日如此服药，歇息一日不服药，约计共服生石膏细末斤许，下燥粪近百枚，病始霍然痊愈。其人愈后，饮食增加，脾胃分毫无伤，则石膏之功用及石膏之良善可知矣。愚用石膏治大便之因热燥结者实多次矣，或单用石膏细末，或少佐以

赭石细末，莫不随手奏效，为此次所用石膏末最多，故特志之。

续申白虎加人参汤之功用

白虎汤之外，又有白虎加人参汤，以辅白虎汤之所不逮。其方五见于《伤寒论》，今试约略录其数节以为研究之资料。

《伤寒论》原文：服桂枝汤，大汗出后，大烦渴不解，脉洪大者，白虎加人参汤主之。

【白虎加人参汤方】知母（六两）石膏（一斤，碎，绵裹）甘草（二两，炙）粳米（六合）人参（二两）

上五味，以水一斗，煮米熟汤成，去滓，温服一升，日三服。

服桂枝汤原取微似有汗，若汗出如水流漓，病必不解，此谓服桂枝汤而致大汗出，是汗出如水流漓也。因汗出过多，大伤津液，是以大烦大渴，脉洪大异常，以白虎汤解其热，加人参以复其津液而病可愈矣。

又：伤寒，若吐若下后，七八日不解，热结在里，表里俱热，时时恶风，大渴，舌上干燥而烦，欲饮水数升者，白虎加人参汤主之。

按：所谓若吐若下者，实因治失其宜，误吐、误下，是以吐下后而病不愈也。且误吐则伤其津液，误下则伤其气分，津液伤损可令人作渴，气分伤损，不能助津液上潮更可作渴，是以欲饮水数升也。白虎汤中加人参，不但能生津液，且能补助气分以助津液上潮，是以能立建奇功也。

又：伤寒，脉浮，发热无汗，其表不解者，不可与白虎汤。渴欲饮水无表证者，白虎加人参汤主之。

凡服白虎汤之脉，皆当有滑象，脉滑者中有热也。此节之脉象但浮，虽曰发热，不过其热在表，其不可与以白虎汤之实际实在于此。乃因节中有无汗及表不解之文，而后世之治伤寒者，或谓汗不出者，不可用白虎汤，或谓表不解者，不可用白虎汤，至引此节之文以为征据，而不能连上数句汇通读之，以重误古人。独不思太阳篇中白虎汤证，其脉浮滑，浮非连于表乎？又不思白虎汤证三见于《伤寒论》，惟阳明篇白虎汤证，明言汗出，而太阳篇与厥阴篇之所载者，皆未言有汗乎？至于其人欲饮水数升，且无寒束之表证，是其外感之热皆入于里，灼耗津液，令人大渴，是亦宜急救以白虎加人参汤而无可迟疑也。

按： 白虎加人参汤所主之证，或渴、或烦、或舌干，固由内陷之热邪所伤，实亦由其人真阴亏损也。人参，补气之药，非滋阴之药，而加于白虎汤中，实能于邪火炽盛之时立复真阴，此中盖有化合之妙也。

曾治一人，患伤寒热入阳明之腑，脉象有力而兼硬，时作谵语，按此等脉原宜投以白虎加人参汤，而愚时当少年，医学未能深造，竟与以大剂白虎汤，俾分数次温饮下，翌日视之热已见退，而脉搏转数，谵语更甚。乃恍然悟会，改投以白虎加人参汤，煎一大剂，分三次徐徐温饮下，尽剂而愈。盖白虎汤证其脉宜见滑象，脉有硬象即非滑矣，此中原有阴亏之象，是以宜治以白虎加人参汤，而不可但治以白虎汤也。

自治愈此案之后，凡遇其人脉数或弦硬，或年过五旬，或在劳心劳力之余，或其人身形素羸弱，即非在汗吐下后，渴而心烦者，当用白虎汤时，皆宜加人参，此立脚于不败之地，战则必胜之师也。

同邑友人李曰纶，悬壶津门，曾治一阳明腑实证，其脉虽有力而数逾六至，曰纶先投以白虎汤不效，继因其脉数加玄参、沙参以滋其阴分仍不效，询方于愚。答曰：此白虎加人参汤证也。曰纶谓：此证非在汗吐下后，且又不渴不烦，何为用白虎加人参汤？愚曰：用古人之方，当即古人立方之意而推广变通之，凡白虎汤所主之证，其渴与烦者，多因阴分虚损，而脉象数者独非阴分虚损乎？曰纶闻愚言而心中会悟，改投以白虎加人参汤，一剂而愈。

推广白虎加人参汤之用法，不必其人身体虚弱或有所伤损也。

忆愚年三旬时，曾病伏气化热，五心烦热，头目昏沉，舌苔白厚欲黄，且多芒刺，大便干燥，每日用生石膏数两煮水饮之，连饮数日，热象不退，因思或药轻不能胜病，乃于头午用生石膏五两煮水饮下，过午又用生石膏五两煮水饮下，一日之间共服生石膏十两，而心中分毫不觉凉，大便亦未通下。踌躇再四，精思其理，恍悟此必伏气之所入甚深，原当补助正气，俾吾身之正气壮旺，自能逐邪外出也。于斯欲仿白虎加人参汤之义，因

无确实把握，犹不敢遽用大剂，就已所预存之药，用生石膏二两，野台参二钱，甘草钱半，适有所轧生怀山药粗渣又加少许，煎汤两盅，分三次温饮下，饮完晚间即觉清爽，一夜安睡，至黎明时少腹微疼，连泻三次，自觉伏气之热全消，再自视舌苔，已退去一半，而芒刺全无矣。夫以常理揆之，加人参于白虎汤中，必谓能减石膏之凉力，而此次之实验乃知人参反能助石膏之凉力，其理果安在乎？盖石膏煎汤，其凉散之力皆息息由毛孔透达于外，若与人参并用，则其凉散之力，与人参补益之力互相化合，能旋转于腑脏之间，以搜剔深入之外邪使之净尽无遗，此所以白虎加人参汤，清热之力远胜于白虎汤也。

愚生平治寒温实热，用白虎加人参汤时，恒多于用白虎汤时，而又恒因证制宜，即原方少有通变，凡遇脉过六至

者，恒用生怀山药一两以代方中粳米，盖以山药含蛋白质甚多，大能滋阴补肾，而其浓郁之汁浆又能代粳米调胃也。若遇阳明之热既实，而其人又兼下痢者，恒用生杭芍一两以代方中知母，因芍药善清肝热以除痢疾之里急后重，而其凉润滋阴之性又近于知母也。若妇人产后患寒温实热者，亦以山药代粳米，又必以玄参八钱以代方中知母，因山药既可补产后之肾虚，而玄参主产乳余疾，《本经》原有明文也（《本经》中石膏、玄参皆主产乳，知母未言治产乳，不敢师心自用，轻以苦寒之药施于产后也）。且玄参原非苦寒之品，实验之原甘而微苦（《本经》谓其味苦者，当系后世传写之误），是以虽在产后可放胆用之无碍也。

有外感之实热日久不退，致其人气血两亏，危险迫于目前，急救以白虎加人参汤，其病只愈一半，必继服他种补益之药始能痊愈者，今试详述一案以征明之。

一幼女年九岁，于季春上旬感受温病，医者以热药发之，服后分毫无汗，转觉表里大热，盖已成白虎汤证也。医者不知按方施治，迁延二十余日，身体尪羸，危险之朕兆歧出，其目睛上窜，几至不见，筋惕肉𥆧，周身颤动，时作噯声，间有喘时，精神昏愦，毫无知觉，其肌肤甚热，启其齿见舌缩而干，苔薄微黄，其脉数逾六至，左部弦细而浮，不任重按，右部亦弦细而重诊似有力，大便旬日未行。

此久经外感之热灼耗，致气血两虚，肝风内动，真阴失守，元气将脱之候也。宜急治以白虎加人参汤，再辅以滋阴固气之品，庶可救愈，特虑病状若此，汤药不能下咽耳。其家人谓偶与以勺水或米汤犹知下咽，想灌以药亦知下咽也，于斯遂为疏方。

【处方】 生石膏（细末，二两） 野台参（三钱） 生怀山药（六钱） 生怀地黄（一两） 生净萸肉（一两） 甘草（二钱）

共煎汤两大盅，分三次温饮下。

按：此方即白虎加人参汤以生地黄代知母，生山药代粳米，而又加山萸肉也。此方若不加萸肉，为愚常用之方，以治寒温证当用白虎加人参汤而体弱阴亏者。今重加山萸肉一两者，诚以人当元气不固之时，恒因肝脏之疏泄而上脱，此证目睛之上窜，乃显露之朕兆（当属于肝），重用萸肉以收敛肝脏之疏泄，元气即可不脱。且喻嘉言谓上脱之证，若但知重用人参，转令人气高不返。重用萸肉为之辅弼，自无斯弊，可稳重建功。

将药三次服完，目睛即不上窜，身体安稳，噫声已止，气息已匀，精神较前明了，而仍不能言，大便犹未通下，肌肤犹热，脉数已减，不若从前之浮弦，右部重诊仍似有力，遂即原方略为加减，俾再服之。

【第二方】生石膏（细末，两半）　野台参（三钱）　生怀地黄（一两）　生净萸肉（六钱）　天冬（六钱）　甘草（二钱）

煎汤两盅，分两次温饮下，每饮一次，调入生鸡子黄一枚。

按：目睛已不上窜而犹用萸肉者，诚以此证先有噫气之病，是其气难于上达也。凡气之难于上达者，须防其大便通后，气或下脱，故用萸肉以预防之。至于鸡子黄，化学家谓其含有副肾髓质，即善滋真阴，生用之又善润大便，是以加之。

此药日服一剂，服两日热已全退，精神之明了似将复原，而仍不能言，大便仍未通下，间有努力欲便之状。诊其脉热象已静且微弱，拟用灌肠法通其大便。先用野台参三钱，萸肉、天冬各四钱，煎汤服下。然后用灌肠法以通其大便，安然通下。仍不能言，细诊其脉微弱益甚，右部关前之脉几至不见。乃恍悟其所以不能言者，胸中大气下陷也，升补其胸中大气，使之上达于舌本必能言矣。

【第三方】生箭芪（三钱）

野台参（三钱）　生怀山药（一两）　大甘枸杞（一两）　北沙参（一两）　天冬（六钱）　寸冬（带心，六钱）　升麻（一钱）　桔梗（钱半）

共煎汤一盅半，分两次温服下。此方连服两剂，遂能言语，因方中重用滋阴之药以培养其精神，而精神亦复常矣。

阳明病三承气汤证

白虎汤及白虎加人参汤两方，皆治足阳明有实热者也。至热入手阳明之腑，致大便因热燥结，其燥结愈甚者，蕴蓄之热必愈深，此非开其燥结其热固不能消也。若斯则攻下之剂，若承气汤诸方在所必需矣。

《伤寒论》原文：阳明病，脉迟，虽汗出不恶寒者，其身必重，短气，腹满而喘，有潮热者，此外欲解，可攻里也。手足濈然而汗出者，此大便已鞭也，大承气汤主之。若汗多，微发热恶寒者，外未解也，其热不潮，未可与承气汤。若腹大满不通者，可与小承气汤，微和胃气，勿令大泄下。

王和安曰：《脉诀》迟为在脏，以邪正相搏于太阴油膜中，气不上动搏脉，故脉动濡滞也。仲景论迟有正言者，本篇十七节所言之脉迟是也。有反言者，如太阳篇一百四十五节所言之脉迟身凉，为热结血室，及此节所言之脉迟潮热，为热结油膜是也。大抵迟为在脏，而脏寒、脏热仍以脉力之虚实定之，不得以至数分寒热也。伤寒言身重，多因热灼津液，脉痿不运；杂证身重，多以阳虚气不布津而身体倦困，或郁气凝水，重尤甚于腰际四肢，身重之原因固随证各异也。短气因虚寒者，必气短而息微，或渐有痰饮；短气因热促者，必气短而息粗，甚则兼喘。潮热为内有结热，卫气循行，日以定时触发。杂证结热多在血分，伤寒结热多在油分，故仲景以潮热为用硝黄之的证，至腹大满只可治以小承气也。仲景凡言满，皆指热结脉中，此兼不通则热结于脉而气因滞于油膜也。小承气君大黄入血治热源，佐朴、枳多泻脉血滞气，少泻膜中滞气，而不用硝、草引药入油，可因方治而知结热之先后矣。至潮热为油膜热结，仍可主以小承气，至手足濈然汗出，则为大便已鞕，乃可投以大承气，又可因方治而知结热之所抵止矣。

按： 此段疏解颇精细，惟于脉迟之理仍发挥未尽，若参观前节大陷胸汤后，愚曾论大陷胸汤兼及大承气汤证脉之所以迟，并详言其脉迟形状，与他病脉迟者迥然不同，自能于提纲中之言脉迟，了然无疑义也。

【大承气汤方】大黄（四两，酒洗） 厚朴（半斤，炙，去皮） 枳实（五枚，炙） 芒硝（三合）

上四味，以水一斗，先煮二物，取五升，去滓，纳大黄，煮取二升，去滓，纳芒硝，更上微火煮一两沸，分温再服，得下，余勿服。

大承气汤方，所以通肠中因热之燥结也。故以大黄之性善攻下，且善泻热者为主药。然药力之行必恃脏腑之气化以斡旋之，故佐以朴、实以流通

肠中郁塞之气化，则大黄之攻下自易为力矣。用芒硝者，取其性寒味咸，善清热又善软坚，且兼有攻下之力，则坚结之燥粪不难化为溏粪而通下矣。方中之用意如此，药味无多，实能面面精到，而愚对于此方不无可疑之点，则在其药味分量之轻重也。

《本经》谓大黄能推陈致新，是以有黄良之名，在阳明蕴有实热大便燥结者，原宜多用。至厚朴不过为大黄之辅佐品，竟重用至半斤，较大黄之分量为加倍。若按一两为今之三钱折算，复分两次服之，则一次所服之药，当有厚朴一两二钱。夫厚朴气温味辛，若多用之，能损人真气，为人所共知，而其性又能横行达表，发出人之热汗。

忆愚少时，曾治一阳明实热大便燥结证，方中用大黄三钱，服后大便未通下，改延他医，方中重用厚朴一两，服后片时出热汗遍体，似喘非喘，气弱不足以息，未逾半日而亡矣。

此诚可为前车之鉴也。是以愚谓此方之分量必有差误，即如今人著一书几经校对，又差误歧出，况《伤寒论》一书，其初行于世者原无定本，至晋王叔和始为之编辑厘定，后至宋成无己始为之注疏付梓，此中不知几经传写，能保其无差误乎？乃后世注疏诸家，对于此等处，不顾其方之可用不可用，而必曲为之说，以致遗误后人，此正所以深误古人也。愚疑此方厚朴之分量，当亦如小承气汤为大黄分量之半，其原本或为厚朴之分量半大黄，大抵由此半字而误为半斤也。

【小承气汤方】 大黄（四两，酒洗）　厚朴（二两，炙，去皮）　枳实（三枚，大者，炙）

上三味，以水四升，煮取一升二合，去滓，分温二服。初服汤当更衣，不尔者尽饮之。若更衣者，勿服之。

大承气汤所主之病，大肠中有燥粪，是以用芒硝软坚以化其燥粪。小承气汤所主之病为腹大满不通，是其病在于小肠而上连于胃，是以但用大黄、朴、实以开通其小肠，小肠开通下行，大便不必通下，即通下亦不至多，而胃中之食可下输于小肠，是以胃气得和也。此大、小承气汤用法之分别也。而二承气汤之外，又有调胃承气汤，更可连类论及之。

《伤寒论》原文：阳明病，不吐不下，心烦者，可与调胃承气汤。

成无己曰：吐后心烦谓之内烦，下后心烦谓之虚烦，今阳明病不吐不下心烦，是胃有郁热也，故与调胃承气汤以下郁热。

喻嘉言曰：津液既不由吐下而伤，则心烦明系胃中热炽，故可与调胃承气汤。

王和安曰：从胃缓调使和而止，殆非下比也，谓其可与，盖犹有不可与者在，当精审而慎用之。

【调胃承气汤方】 大黄（四两，去皮，清酒浸）　甘草（二两，炙）　芒硝（半升）

上二味，哎咀，以水三升，煮取一升，去滓，纳芒硝，再上火微煮令沸，少少温服之。

大黄虽为攻下之品，原善清血分之热，心中发烦实为血分有热也。大黄浸以清酒，可引其苦寒之性上行，以清心之热而烦可除矣。证无大便燥结而仍用芒硝者，《内经》谓：热淫于内，治以咸寒。芒硝味咸性寒，实为心家对宫之药（心属火，咸属水，故为心家对宫之药），其善清心热，原有专长，故无大便燥结证而亦加之也。用甘草者，所以缓药力之下行，且又善调胃也。不用朴、实者，因无大便燥结及腹满之证也。

承气汤虽有三方，而小承气及调胃承气，实自大承气变化而出。《伤寒论》所载三承气主治之证不胜录，然果洞悉三方之各有用意，及三方药力轻重各有区别，且所主之病虽有上中下之分，而究之治上可及于中，治中可及于下，分治之中仍有连带关系，自能凡遇宜用承气汤证，斟酌其宜轻宜重，分别施治而无差谬矣。

至于愚用承气汤之经过，又恒变化多端，不拘于三承气汤中之药味也。今试举数案以征明之。

大承气汤所主之证，原宜脉迟，其有脉不迟而洪实有力者，亦不妨用。惟其脉不迟而转数，若因大便燥结，而遽投以大承气汤，其脉之无力者，恒因大便通后而虚脱。其脉之有力者，下后纵不至虚脱，其病亦必不能愈，所谓降后不解也。凡遇此等脉，必设法将其脉数治愈，然后再通其大便。

曾治一叟，年近六旬，因外感之热过甚，致大便旬日未通，其脉数逾六至，心中烦热，延医数人，皆不敢用降下之剂。然除降下外，又别无治法。愚诊其脉象虽数，重按甚实，遂先投以大剂白虎加人参汤，每剂分三次温服下，连服两剂，壮热全消，脉已不数，大便犹未通下，继用净芒硝细末三钱，蜂蜜一两，开水冲服，大便通下，病遂愈。

又曾治一少年，因外感实热，致大便燥结，旬余未下，其脉亦数逾六至，且不任重按，亦投以白虎加人参汤，以生地黄代方中知母，生山药代方中粳米，煎汤一大碗，俾分多次徐徐温饮下。初服一剂，脉数见缓，遂即原方略为减轻，俾再煎服。拟后服至脉象复常，再为通其大便，孰意次剂服完而大便自通下矣。且大便通下后，外感之实热亦消解无余矣。此直以白虎加人参汤代承气汤也。

自治愈此病之后，凡遇有证之可下而可缓下者，恒以白虎汤代承气，或以白虎加人参汤代承气，其凉润下达之力，恒可使大便徐化其燥结，无事用承气而自然通下，且下后又无不解之虞也。

又治一少妇，于大怒之余感冒伤寒，热传阳明，大便燥结，医者两次投以大承气皆吐出。诊其脉弦长有力，盖脉现弦长，无论见于何部，皆主肝火炽盛，此不受药之所以然也。遂于大承气汤中将朴、实减轻（朴、实各用钱半），加生杭芍、生赭石各一两，临服药时，又恐药汤入口即吐出，先用白开水送服生赭石细末三钱（赭石质同铁锈，因铁锈为铁氧化合，赭石亦铁氧化合也，故生研为细末可服。凡吐甚者，煎汤服之，或不效，服其细末必能立止），继将药服下，阅三点钟，大便通下而病即愈矣。

又治一人素伤烟色，平日大便七八日一行，今因受外感实热，十六七日大便犹未通下，心中烦热，腹中胀满，用洗肠法下燥粪少许，而胀满烦热如旧。医者谓其气虚脉弱，不敢投降下之药。及愚诊之，知其脉虽弱而火则甚实，遂用调胃承气汤加野台参四钱，生赭石、天门冬各八钱，共煎汤一大碗，分三次徐徐温饮下，饮至两次，腹中作响，觉有开通之意，三次遂不敢服，迟两点钟大便通下，内热全消，霍然愈矣。

有服承气汤后，大便之燥结不下，继服些许他药而燥结始下者，试再举两案以明之。

邑中名医刘肃亭（蕴度）先生，愚初学医时，家中常延之。一日，见先生治一伤寒热入阳明大便燥结证，从前医者，投以大承气汤两剂不下，继延先生治之，单用威灵仙三钱，煎汤服后大便通下，病亦遂愈。愚疑而问曰：威灵仙虽能通利二便，以较硝、黄攻下之力实远不如，乃从前服大承气汤两剂大便不下，何先生只用威灵仙三钱而大便即下乎？答曰：其中原有妙理，乃前后所用之药相借以成功也。盖其从前所服之大承气汤两剂，犹在腹中，因其脏腑之气化偶滞，药力亦随之停顿，借威灵仙走窜之力以触发之，则硝、黄力之停顿者，可陡呈其开通攻决之本性，是以大便遂通下也。是威灵仙之于

硝、黄，犹如枪炮家导火之线也。愚闻如此妙论，顿觉心地开通，大有会悟，后有仿此医案之时，亦随手奏效。因并录之于下，由此知医学虽贵自悟，亦必启发之有自也。

邻村霍印科愚师兄弟也，当怒动肝火之余感受伤寒，七八日间腹中胀满，大便燥结，医者投以大承气汤，大便未通下，肋下转觉疼不可支。其脉左部沉弦有力，知系肝经气郁火盛，急用柴胡三钱，生麦芽一两，煎汤服后，至半点钟肋下已不觉疼，又迟一点余钟，大便即通下。大便下后，腹即不胀，而病脱然痊愈矣。

此案实仿前案之义，亦前后药力相借以通大便也。盖肾为二便之关，肝行肾之气，肝又主疏泄，大便之通与不通，实于肝有关系也。调其肝郁，即可以通行大便，此中原有至理。至于调肝用柴胡而又必佐以生麦芽者，因麦芽生用亦善调肝者也。且柴胡之调肝，在

于升提，生麦芽之调肝，在于宣通，若因肝不舒但用柴胡以升提之，恐初服下时肋下之疼将益剧。惟柴胡之升提，与麦芽之宣通相济以成调肝气之功，则肝气之郁者自开，遏者自舒，而徐还其疏泄之常矣。且柴胡之性不但善调肝气也，《本经》谓柴胡主心腹肠胃中结气，饮食积聚，寒热邪气，推陈致新。三复《本经》之文，是柴胡不但善于调肝，兼能消胀满通大便矣。然柴胡非降下之药也，其于大便之当通者，能助硝、黄以通之；若遇脾胃之气下溜大便泄泻者，伍以芪、术转能升举脾胃之气以止泄泻，柴胡诚妙药也哉。善于用柴胡者，自能深悟此中之妙理也。

至于妊妇外感热实，大便燥结者，承气汤亦不妨用，《内经》所谓"有故无殒亦无殒也"。然此中须有斟酌，以上所列方中诸药，芒硝断不可用。至赭石则三月以前可用，三月以后不可用。其余虽皆可用，然究宜先以白虎汤或白虎加人参汤代承气，即不能完全治愈，后再用承气时亦易奏效也。

曾治一妇人，妊过五月，得伤寒证，八九日间脉象洪实，心中热而烦躁，大便自病后未行，其脐上似有结粪，按之微疼，因其内热过甚，先用白虎加人参汤清之，连服两剂内热颇见轻减，而脐上似益高肿，不按亦疼，知非服降下之药不可也。然从前服白虎加人参汤两剂，知其大便虽结不至甚燥，治以降下之轻剂当可奏效，为疏方，用大黄、野台参各三钱，真阿胶（不炒，另炖兑服）、天冬各五钱，煎汤服下，即觉脐上开通，过一点钟，疼处即不疼矣。又迟点半钟，下结粪十余枚，后代溏粪，遂觉霍然痊愈，后其胎气亦无所损，届期举子矣。至方中之义，大黄能下结粪，有人参以驾驭之，则不至于伤胎。又辅以阿胶，取其既善保胎，又善润肠，则大便之燥者可以不燥矣。用天冬者，取其凉润微辛之性（细嚼之实有辛味），最能下行以润燥开瘀，兼以解人参之热也。

阳明病茵陈蒿汤栀子柏皮汤麻黄连翘赤小豆汤诸发黄证

阳明原属燥金，其为病也多燥热，白虎、承气诸方，皆所以解阳明之燥热也。然燥热者阳明恒有之正病，而有时间见湿热为病，此阳明之变病也。其变病果为何病？阳明篇中诸发黄之证是也。试再进而详论之。

《伤寒论》原文：阳明病，发热，汗出者，此为热越，不能发黄也。但头汗出，身无汗，剂颈而还，小便不利，渴引水浆者，此为瘀热在里，身必发黄，茵陈蒿汤主之。

作酒曲者，湿窨❶以生热，热与湿化合即生黄色，以之例人其理同也。是以阳明病发热汗出者，热外越而湿亦随之外越，即不能发黄。若其热不外越而内蕴，又兼其人小便不利，且饮水过多，其湿与热必

至化合而生黄，是以周身必发黄也。主以茵陈蒿汤者，以茵陈蒿汤善除湿热也。

【茵陈蒿汤方】茵陈蒿（六两）栀子（十四枚，擘）大黄（二两，去皮）

上三味，以水一斗二升，先煮茵陈减六升，纳二味，煮取三升，去滓，分三服。小便当利，尿如皂荚汁状，色正赤，一宿腹减，黄从小便去也。

茵陈为青蒿之嫩者，蒿子落地，至仲秋生芽，贴地长小叶，严冬之时埋藏于冰雪之中，而其叶不枯，甫交春令，得少阳最初之气而勃然发生，其性寒味苦，具有生发之气，寒能胜热，苦能胜湿，其生发之气能逐内蕴之湿热外出，故可为湿热身黄之主药。佐以栀子、大黄者，因二药亦皆味苦性寒也，且栀子能屈曲引心火下行以利小便。大黄之色能直透小便（凡服大黄者，其小便即为大黄之色，是大黄能利小便之明征），故少用之亦善利

――――――
❶ 窨（yìn）：窨藏；深藏。

小便。至茵陈虽具有升发之性，《别录》亦谓其能下利小便，三药并用，又能引内蕴之热自小便泻出，是以服之能随手奏效也。

又：伤寒七八日，身黄如橘子色，小便不利，腹微满者，茵陈蒿汤主之。

身黄如橘而腹满，小便不利，此因湿热成病可知，故亦治以茵陈蒿汤也。

又：伤寒身黄，发热者，栀子柏皮汤主之。

此节示人，但见其身黄发热，即无腹满小便不利诸证，亦直可以湿热成病断之也。

【栀子柏皮汤方】 栀子（十五个，擘） 甘草（一两，炙） 黄柏（二两）

上三味，以水四升，煮取一升半，去滓，分温再服。

此方之用意，欲以分消上中下之热也。是以方中栀子善清上焦之热，黄柏善清下焦之热，加甘草与三药并用，又能引之至中焦以清中焦之热也。且栀子、黄柏皆过于苦寒，调以甘草之甘，俾其苦寒之性味少变，而不至有伤于胃也。

又伤寒瘀热在里，身必发黄，麻黄连翘赤小豆汤主之。

【麻黄连翘赤小豆汤方】
麻黄（二两，去节） 赤小豆（一升） 连翘（二两） 杏仁（二十个，去皮尖） 大枣（十二枚，擘） 生梓白皮（一升，切） 生姜（二两，切） 甘草（二两，炙）

上八味，以潦水❶一斗，先煮麻黄再沸，去上沫，纳诸药，煮取三升，去滓，分温三服，半日服尽。

按：连翘非连翘，乃连翘根也。其性凉能泻热，兼善利湿，后世改用连翘则性不同矣。赤小豆，即做饭之小豆，形如绿豆而色赤者，非南来之红豆也。梓白皮，药房无鬻者，有梓树处自加之可也。陈修园云：若无梓白皮，可以茵陈代之。

唐容川曰：在里言在肌肉中，对皮毛而言则为在里也。肌是肥肉，气分所居；肉是瘦肉，血分所藏。若热入肌肉，令气血相蒸则汗滞不行，是名

---

❶ 潦水：即地面流动之雨水。李时珍云："降注雨水谓之潦，又淫雨为潦。"

瘀热。气瘀则为水，血瘀则为火，水火蒸发于肌肉中，现出土之本色，是以发黄。故用麻黄、杏仁发皮毛以散水于外，用梓白皮以利水于内，梓白皮像人之膜，人身肥肉均生于膜上，膜中通利，水不停汗，则不蒸热，故必利膜而水乃下行，此三味是去水分之瘀热也。连翘散血分之热，赤豆疏血分之结，观仲景赤小豆当归散，是疏结血，则此处亦同，此二味是去血分之瘀热也。尤必用甘、枣、生姜宣胃气，协诸药使达于肌肉，妙在潦水是云雨既解之水，用以解水火之蒸郁为切当也。即方观证，而义益显明。

按： 身发黄与黄疸不同。黄疸为胆汁妄行于血中，仲景书中虽未明言，而喻嘉言《寓意草》于钱小鲁案中曾发明之，彼时西人谓胆汁溢于血中之说，犹未入中国也。至身发黄之病，猝成于一两日间，其非胆汁溢于血分可知矣。茵陈为治热结黄疸之要药，《本经》载有明文，仲景治身发黄亦用之者，诚以二证之成皆由于湿热，其湿热由渐而成则为黄疸，其湿热因外感所来，仓猝而成则为身发黄，是以皆可以茵陈蒿治之也。

身发黄之证，不必皆湿热也。阳明篇七十六节云：伤寒发汗已，身目为黄，所以然者，以寒湿在里不解故也，以为不可下也，于寒湿中求之。

程应旄曰：其人素有湿邪，汗后之寒与宿湿郁蒸为热，非实热也，故不可下，仍当于寒湿责其或浅或深而治之。

王和安曰：黄为油热色，油中含液而包脉孕血，液虚血燥则热甚为阳黄，身黄发热之栀子柏皮证也。油湿血热相等而交蒸，为小便不利，身黄如橘之茵陈蒿证也。油寒膜湿，郁血为热，则寒湿甚而为阴黄，即茵陈五苓证也。病有热而治从寒湿，玩以为二句，语气之活自可想见。盖以为不可下，明见有可下之热黄也，在于寒湿中求之，言治法求之寒湿，明见黄证不纯为寒湿也。凡一证二因者，治从其甚，可于二语见之。

上程氏、王氏之论皆精细，而愚于此节之文则又别有会悟，试引从前治愈之两案以明之。

曾治一人受感冒，恶寒无汗，周身发黄，以麻黄汤发之，汗出而黄不退。细诊其脉，左部弦而无力，右部濡而无力，知其肝胆之阳不振，而脾胃又虚寒也。盖脾胃属土，土色本黄，脾胃有病，现其本色，是以其病湿热也，可现明亮之黄色，其病湿寒也，亦可现黯淡之黄色。观此所现之黄色，虽似黯淡而不甚黯淡者，因有胆汁妄行在其中也。此盖因肝胆阳分不振，其中气化不能宣通胆汁达于小肠化食，以致胆管闭塞，胆汁遂蓄极妄行，溢于血分而透黄色，其为黄色之根源各异，竟相并以呈其象，是以其发黄似黯淡而非黯淡也。审病既确，遂为拟分治左右之方以治之。

生箭芪（六钱） 桂枝尖（二钱） 干姜（三钱） 厚朴（钱半） 陈皮（钱半） 茵陈（二钱）

上药六味，共煎汤一大盅温服。

方中之义，用黄芪以助肝胆之阳气，佐以桂枝之辛温，更有开通之力也。用干姜以除脾胃之湿寒，辅以厚朴能使其热力下达。更辅以陈皮，能使其热力旁行，其热力能布濩❶充周，脾胃之寒湿自除也。用茵陈者，为其具有升发之性，实能开启胆管之闭塞，且其性能利湿，更与姜、桂同用，虽云苦寒而亦不觉其苦寒也。况肝胆中寄有相火，肝胆虽凉，相火之寄者仍在，相火原为龙雷之火，不可纯投以辛热之剂以触发之，少加茵陈，实兼有热因寒用之义也。

又治一人，时当仲秋，寒热往来，周身发黄，心中烦热，腹中又似觉寒凉，饮食不甚消化，其脉左部弦硬，右部沉濡，心甚疑之，问其

————

❶ 布濩（hù）：散布，遍布。《文选·张衡〈东京赋〉》："声教布濩，盈溢天区。"

得病之由，答云：不知。因细问其平素之饮食起居，乃知因屋宇窄隘，六七月间皆在外露宿，且其地多潮湿，夜间雾露尤多。乃恍悟此因脏腑久受潮湿，脾胃属土，土为太阴，湿郁久则生寒，是以饮食不能消化。肝胆属木，木为少阳，湿郁久则生热，又兼有所寄之相火为之熏蒸，以致胆管肿胀闭塞，是以胆汁妄行，溢于血中而身黄也。舌上微有白苔，知其薄受外感，侵入三焦，三焦原为手少阳与足少阳并为游部，一气贯通，是以亦可作寒热，原当以柴胡和解之，其寒热自已，茵陈性近柴胡，同为少阳之药，因其身发黄，遂用茵陈三钱以代柴胡，又加连翘、薄荷叶、生姜各三钱，甘草二钱，煎汤服后，周身得汗（足少阳不宜发汗，手少阳宜发汗），寒热往来愈，而发黄如故。于斯就其左右之脉寒热迥殊者，再拟一方治之。

茵陈（三钱）　栀子（三钱）　干姜（三钱）　白术（三钱，炒）　厚朴（二钱）　焰硝（五分，研细）

上六味，将前五味煎汤一大盅，乘热纳硝末融化服之。

方中之义，用栀子、茵陈以清肝胆之热，用干姜、白术、厚朴以除脾胃之寒，药性之凉热迥然不同，而汇为一方自能分途施治也。用焰硝者，因胆管之闭塞，恒有胆石阻隔，不能输其胆汁于小肠，焰硝之性善消，即使胆管果有胆石，服之亦不难消融也。

阳明病猪苓汤证

发黄之证，多成于湿热，诸治发黄之方，皆治湿热之方也。乃有本阳明病，其人蕴有湿热而不发黄者，自当另议治法，而阳明篇中亦曾载其治方矣。

《伤寒论》原文：阳明病，……若脉浮发热，渴欲饮水，小便不利者，猪苓汤主之。

张拱端曰：肺脉浮，肺主

皮毛，故脉浮发热为肺病。经云：饮入于胃，游溢精气，上输于脾，脾气散精，上归于肺，通调水道，下输膀胱，水精四布，五经并行。是渴为肺不四布水精，小便不利为肺不通调水道下输膀胱，非若口干舌燥之渴热在于胃也。上节之渴关于胃，宜白虎加人参；此节之渴关于肺，宜猪苓汤。

按：此节所谓脉浮者，乃病入阳明，而犹连太阳之腑也。盖太阳之病，在经脉浮，在腑亦脉浮，此因太阳之腑蕴有实热，以致小便不利，而热之入于阳明者，不能由太阳之腑分消其热下行，转上逆而累及于肺，是以渴欲饮水也。治以猪苓汤，是仍欲由太阳之腑分消其热也。

【猪苓汤方】 猪苓（去皮）茯苓　阿胶　滑石　泽泻（各一两）

上五味，以水四升，先煮四味，取二升，去滓，纳阿胶烊消，温服七合，日三服。

猪苓、茯苓皆为渗淡之品，而猪苓生于枫下，得枫根阴柔之气（茯苓生于松下，松经霜则弥茂，猪苓生于枫下，枫经霜即红陨，则枫性之阴柔可知也），以其性善化阳，以治因热小便不利者尤宜，故用之为主药。用泽泻者，因其能化水气上升以止渴，而后下降以利小便也。用滑石者，其性可代石膏，以清阳明之实热，又能引其热自小便出也。用阿胶者，因太阳之腑原与少阴相连，恐诸利水之药或有损于少阴，故加阿胶大滋真阴之品，以助少阴之气化也。

西医虽未能将肾之功用发挥尽至，而谓其能滤水亦自可取。若少阴衰弱，不能作强则失其职，即为小便不通之证，法当以渗淡通利之品治之。然专用通利诸药亦有不能奏效者，且虑其伤肾故加阿胶以助少阴之气化，少阴壮旺，自能助利水诸药通调水道矣。

受业宝和谨识

陈古愚曰：此汤与五苓之用有天渊之别，五苓治太阳之水，太阳司寒水，故加桂以温之，是暖肾以行水也；此汤治阳明少阴结热，二经两关津液，惟取滋阴以行水。盖伤寒表证最忌亡阳，而里热又患亡阴，亡阴者，亡肾中之阴与胃之津液也。若过于渗利则津液反致耗竭，方中阿胶即从利水中育阴，是滋养无形以行有形也。故仲景云汗多胃燥，虽渴而里无热者，不可与也。

《金鉴》注曰：太阳烦热无汗，小便利者，大青龙汤证也。小便不利者，小青龙去半夏加花粉、茯苓证。烦热有汗而渴，小便利者，桂枝合白虎汤证。小便不利者，五苓散证。阳明病烦热无汗而渴，小便利者，宜葛根汤加石膏主之。小便不利者，以五苓散加石膏、寒水石、滑石主之。阳明病烦热有汗而渴，小便利者，宜白虎汤。小便不利者，以猪苓汤。少阳病寒热无汗而渴，小便利者，以柴胡汤去半夏加花粉。小便不利者，当以小柴胡加茯苓。太阴无渴证，少阴阳邪烦呕，小便赤而渴者，以猪苓汤。少阴阴邪下利，小便白而渴者，以真武汤。厥阴阳邪消渴者，白虎加人参汤。厥阴阴邪转属阳明，渴欲饮水者，少少与之则愈。证既不同，法亦各异，当详审而明辨之。

阳明病四逆汤证

总计阳明篇中之病证，大抵燥而且热也，其有不燥而转湿者，此阳明之变证也。于治发黄诸方，曾发明之矣。更有不热而反寒者，此亦阳明之变证也。夫病既寒矣，必须治以热剂，方为对证之药，是则温热之剂，又宜讲求矣。

《伤寒论》原文：脉浮而迟，表热里寒，下利清谷者，四逆汤主之。

外感之着人，恒视人体之禀赋为转移，有如时气之流行，受病者或同室同时，而其病之偏凉偏热，或迥有不同。盖人之脏腑素有积热者，外感触动之则其热益甚；其素有积寒者，外感触动之则其寒亦益甚也。明乎此则可与论四逆汤矣。

【四逆汤方】甘草（二两，炙）干姜（两半）附子（一枚，生用，去皮，破八片）

上三味，以水三升，煮取一升二合，去滓，分温再服，强人可大附子一枚，干姜三两。

干姜为温暖脾胃之主药，伍以甘草，能化其猛烈之性使之和平，更能留其温暖之力使之常久也。然脾胃之温暖，恒赖相火之壮旺，附子色黑入肾，其非常之热力，实能补助肾中之相火，以厚脾胃温暖之本源也。方名四逆者，诚以脾主四肢，脾胃虚寒者，其四肢常觉逆冷，服此药后，而四肢之厥逆可回也。

方中附子，注明生用，非剖取即用也。

按：附子之毒甚大，种附子者，将附子剖出，先以盐水浸透，至药房中又几经泡制，然后能用，是知方中所谓附子生用者，特未用火炮熟耳。

又按：乌头、天雄、附子、侧子，原系一物，种附子于地，其当年旁生者为附子，附子外复旁生小瓣为侧子，其原种之附子本身变化为乌头，若附子经种后，其旁不长附子，惟本身长大即为天雄。天雄之热力最大，此如蒜中之独头蒜，实较他蒜倍辣也。天雄之色较他附子独黑，为其色黑其力能下达，佐以芍药，能收敛浮越之阳下归其宅；为其独头无瓣，故所切之片为圆片，其热力约大于寻常附子三分之一。方上开乌附子，药房给此，开天雄药房亦应给此。若此药以外，复有所谓天雄者，乃假天雄也。

第七期第三卷

少阳病提纲及汗吐下三禁

阳明之热已入腑者，不他传矣。若犹在经，而未入于腑者，仍可传于少阳。而少阳确实之部位，又须详为辨析也。夫太阳主外，阳明主里，而介于太阳、阳明之间者，少阳也。少阳外与太阳相并则寒，内与阳明相并则热，是以少阳有病而寒热往来也。由此而论，则传经之次第，当由太阳而少阳，由少阳而阳明，而《内经》竟谓一日巨阳（即太阳）受之，二日阳明受之，三日少阳受之者，何也？盖他手、足同名之经各有界限，独少阳主膜，人身之膜无不相通，膜有连于太阳者，皮肤下腠理之白膜也；膜有连于阳明者，肥肉瘦肉间之膜也。此为手少阳经以三焦为腑者也（三焦亦是膜，发源于命门，下焦为包肾络肠之膜，中焦为包脾连胃之膜，上焦为心下膈膜及心肺一系相连之膜）。又两胁之下皆板油，包其外者亦膜也，此为足少阳之膜以胆为腑者也。由此知介于太阳、阳明之间者，手少阳也；传经在阳明之后者，足少阳也。太阳传阳明原自手少阳经过，而《伤寒论》未言及者，以其重足经不重手经也。总之，手、足少阳之膜原相联络，即手、足少阳之气化原相贯通，是以《内经》谓少阳为游部（游部者，谓其中气化自手经至足经，自足经至手经，游行无定也)，更由此知所谓与太阳相并者，为手少阳腠理之膜也，与阳明相并者，为足少阳板油之膜也，以其相近故能相并也。能明乎此，即可与论少阳篇之病矣。

《伤寒论》原文：少阳之为病，口苦，咽干，目眩也。

唐容川曰：少阳是三焦，肾系命门之中，水中之阳，故曰少阳。从肾系达肝系而与胆通，水中之阳上生肝木，是为春生之阳，故曰少阳胆，寄于肝秉风化而生火，故又为风火之主。若少阳三焦与胆皆不病，则风火清畅，生阳条达，人自不知不觉也。设病少阳胆木之火，则火从膜中上入胃口，而为口苦，咽干。设病少阳胆木之风，则风从膜中上走空窍，入目系合肝脉，肝脉贯脑入目，胆经与之合，则风火相煽而发目眩。眩者，旋转不定，如春夏之旋风，乃风中有郁火之气也。此少阳胆经自致之病，仲景以此提纲，既见胆中风火之气化，又见三焦膜膈之道路，凡少阳与各经相通之理，欲人从此会通之矣。

《伤寒论》原文：少阳中风，两耳无所闻，目赤，胸中满而烦者，不可吐下，吐下则悸而惊。

张拱端曰：手足少阳经脉均入耳中，耳内海底之鼓膜，为闻声之先受，风邪由经脉壅塞于鼓膜之下，外声不能由鼓膜传于司听神经，故两耳无所闻。又手、足少阳经脉交会于目锐眦故目赤，此亦少阳风火循经脉而上走空窍之病也。胸中满而烦者，则又是邪在少阳三焦之腑也。上焦之膜，由膈上循腔子而为胸中，达心肺而生心包，故胸中满而烦者，满烦是火气在上焦膜孔府中，不在胃管中，故不可吐下。悸者心包病也，惊者肝病也，心包属手厥阴，与手少阳三焦相表里。肝属足厥阴，与足少阳胆相表里，且包络为三焦所归结，肝为胆所寄附，故少阳三焦胆有病，因误吐下，虚其里之正气，则少阳之邪，可内入于主厥阴之心包、肝而为悸惊也。

《伤寒论》原文：伤寒，脉弦细，头痛发热者，属少阳。少阳不可发汗，发汗则谵语，此属胃。胃和则愈；胃不和，烦而悸。

按：此节所言之证，乃少阳病之偏于热者也。弦细固为少阳之脉，观提纲中谆谆以胃和、胃不和为重要之点，想自阳明传少阳时，其外感之热仍有一半入腑，而非尽传于少阳。脉虽弦细，重按必然甚实，此原当为少阳阳明合病也。愚遇此等证脉时，恒将柴胡汤方中药味减半（惟人参与甘草不减），外加生石膏一两，知母五钱（此为白虎加人参汤与小柴胡汤各用一半），则少阳之病可解，其胃中之热亦可尽清，而不至有胃不和之虞矣。又此节合上节，为少阳病汗、吐、下三禁，凡治少阳病者当切记之。

论小柴胡汤证

《伤寒论》原文：伤寒五六日，中风，往来寒热，胸胁苦满，嘿嘿不欲饮食，心烦喜呕。或胸中烦而不呕，或渴，或腹中痛，或胁下痞鞕，或心下悸、小便不利，或不渴、身有微热，或咳者，小柴胡汤主之。（此节载太阳篇）

唐容川曰：《内经》云少阳为枢，盖实有枢之境地可指。又曰十二经皆取决于少阳，亦实有取决之道路可指。盖决如决水，谓流行也，如管子决之则行之义，盖言十二经

之流行，皆取道于少阳也。少阳是三焦，古作膲膲，即人身中之膈膜油网，西医名为连网，《内经》名为三焦，宋元后谓三焦有名无象，其说非也。三焦之根发于肾系，由肾系生胁下之两大板油，中生腹内之网油，连小肠、大肠、膀胱；又上生肝膈、连胆系，由肝膈生胸前之膜膈，循肪腔内为一层白膜，上至肺系，连于心为心包络，又上而为咽喉，此三焦之腑在内者也；从内透出筋骨之外，是生肥肉，肥肉内瘦肉外，一层网膜有纹理，为营卫外来之路，名曰腠理（此与愚谓皮肤下白膜为腠理者，各有所本），乃三焦之表也。邪在腠理，出与阳争则寒，入与阴争则热，故往来寒热。胸胁是膈膜连接之处，邪在膈膜，故胸胁苦满。少阳胆火游行三焦，内通包络，火郁不达，故嘿嘿。凡人饮水俱从胃散入膈膜，下走连网以入膀胱，凡人食物化为汁液，从肠中出走网油以达各脏。邪在膜油之中，水不下行则不欲饮，汁不消行则不欲食。心烦者，

三焦之相火内合心包也。喜呕者，三焦为行水之腑，水不下行，故反呕也；或但合心火为胸中烦，而水不上逆则不呕。或三焦之火能消水则渴。或肝膈中之气，迫凑于腹内网油之中则腹中痛。或邪结于胁下两大板油之中，则胁下痞满。或三焦中火弱水盛，水气逆于心下膈膜之间，则心下悸。或三焦之腑不热则不消渴。而邪在三焦之表，居腠理之间，则身有微热。或从膈膜中上肺冲咽喉，为痰火犯肺则咳。总之，是少阳三焦膜中之水火郁而为病也，统以小柴胡汤散火降水主之。

上唐氏之疏解可谓精细，而于何者为手少阳，何者为足少阳，仍欠发明。再者，观其传经在阳明之后及少阳忌发汗，少阳行身之侧，少阳为枢之义，皆指足少阳而言，则《伤寒论》之侧重足少阳明矣。盖少阳为游部，其手经、足经原不能分，是以病在足少阳多有连带手少阳之处，提纲中所言之病本此义，以融会观之，自无难解之处也。

【小柴胡汤方】柴胡（半斤） 黄芩（三两） 人参（三两） 甘草（三两，炙） 半夏（半升，洗） 生姜（三两，切） 大枣（十二枚，擘）

上七味，以水一斗二升，煮取六升，去滓，再煎取三升，温服一升，日三服。若胸中烦而不呕，去半夏、人参，加栝楼实一枚；若渴者，去半夏，加人参，合前成四两半，栝楼根四两；若腹中痛者，去黄芩，加芍药三两；若胁下痞硬，去大枣，加牡蛎四两；若心下悸、小便不利者，去黄芩，加茯苓四两；若不渴、外有微热者，去人参，加桂枝三两，温覆取微汗愈；若咳者，去人参、大枣、生姜，加五味子半升，干姜二两。

张令韶曰：太阳之气，不能由胸出入，逆于胸胁之间，内干动于脏气，当借少阳之枢转而外出也。柴胡二月生苗，感一阳初生之气，香气直达云霄，又禀太阳之气，故能从少阳之枢以达太阳之气。半夏生当夏半，感一阴之气而生，启阴气之上升者也。黄芩气味苦寒，外实而内空腐，能解形身之外热。甘草、人参、大枣，助中焦之脾土，由中而达外。生姜所以发散宣通者也，此从内达外之方也。原本列于太阳，以无论伤寒、中风，至五六日之间，经气一周，又当来复于太阳，往来寒热为少阳之枢象，此能达太阳之气从枢以外出，非解少阳也。各家俱移入少阳篇，到底是后人识见浅处。又曰：太阳之气，不能从胸出入，逆于胸胁之间，虽不干动在内有形之脏真，而亦干动在外无形之脏气。然见一脏之证，不复更见他脏，故有七或证也。胸中烦者，邪气内侵君主，故去半夏之燥。不呕者，胃中和而不虚，故去人参之补，加栝楼实之苦寒，导火热以下降也。渴者，阳明燥金气盛，故去半夏之辛，倍人参以生津，加栝楼根引阴液以上升也。腹中痛者，邪干中土，故去黄芩之苦寒，加芍药以通脾络也。胁下痞硬者，厥阴肝气不舒，故加牡蛎之纯牡能破肝之牝脏，其味咸能软坚，兼除胁下之痞，去大枣之甘缓，

欲其行之捷也。心下悸、小便不利者，肾气上乘而积水在下，故去黄芩恐苦寒以伤君火，加茯苓保心气以制水邪也。不渴而外有微热者，其病仍在太阳，故不必用生液之人参，宜加解外之桂枝，覆取微汗也。咳者伤肺，肺气上逆，故加干姜之热以温肺，五味之敛以降逆，凡咳皆去人参，长沙之秘旨，既有干姜之温，不用生姜之散，既用五味之敛，不用大枣之缓也。

或问：传经之次第，自太阳传阳明，因太阳主皮肤，阳明主肌肉，皮肤之内即肌肉也，至阳明传少阳，亦显有道路可指者乎？答曰：善哉问也，欲求医学进步，原当如此研究也。子知阳明主肌肉，亦知少阳主膜乎？肌肉之中有膜，肌肉之底面亦为膜，即人身躯壳里边腔上之肉皮也。阳明之邪入腑者，不复传矣，其不入腑而传者，由肌肉之浅处以深传不已，必能达于底面之膜，此膜原足少阳主之也。邪传至此，因其膜多与肉紧贴无隙存留，遂皆聚于两胁板油之

中，此乃足少阳之大都会，油质原来松缓，膜与肉相离又绰有余地，是以可容邪伏藏也，此阳明传少阳，显然可指之道路也。至《内经》谓，少阳为枢者（《内经》谓太阳主开，阳明主阖，少阳为枢），乃自下上升之枢，即由内转外之枢也。盖板油之膜原，上与膈膜相连，外邪至此，不能透膜而出，遂缘板油之膜上升至膈，直欲透膈膜而上出，是以少阳之病多数喜呕也，此乃病机之上越也。故方中重用柴胡，正所以助少阳之枢转以引邪外出也。犹恐其枢转之力或弱，故又助以人参，以厚其上升之力，则少阳之邪直能随少阳之气透膈上出矣。用半夏者，因其生当夏半，能通阴阳和表里，且以病本喜呕，而又升以柴胡助以人参，少阳虽能上升，恐胃气亦因之上逆，则欲呕之证仍难愈，用半夏协同甘草、姜、枣降胃兼以和胃也。用黄芩者，以其形原中空，故善清躯壳之热，且亦以解人参之偏热也。

小柴胡汤证，原忌发汗，

其去滓重煎者，原所以减柴胡发表之力，欲其但上升而不外达也。乃太阳篇一百零三节，服小柴胡汤后，竟有发热汗出之文，读《伤寒论》者，恒至此而生疑，注疏家亦未见有详申其义者，今试录其原文细研究之。

《伤寒论》原文：凡柴胡汤证而下之，若柴胡证不罢者，复与小柴胡汤，必蒸蒸而振，却发热汗出而解。

服小柴胡汤，以引少阳之邪透膈上出而无事出汗，原为小柴胡汤证治法之正规。然药力之上升透膈颇难，必赖其人之正气无伤，药借正气以运行之而后可以奏效。至误下者，足少阳之邪多散漫于手少阳三焦脂膜之中，仍投以小柴胡汤，其散漫于手少阳者，遂可借其和解宣通之力，达于太阳而汗解矣。其留于胁下板油中者，因误降伤气，无力上达，亦遂借径于手少阳而随之汗解，故于汗出上特加一却字，言非发其汗而却由汗解，此乃因误下之后而使然，以明小柴胡汤原非发汗之药也。其汗时必发热蒸蒸而振者，有战而后汗意也。盖少阳之病由汗解，原非正路，而其留于胁下之邪作汗解尤难，乃至服小柴胡汤后，本欲上透膈膜，因下后气虚，不能由上透出，而其散漫于手少阳者，且又以同类相招，遂于蓄极之时而开旁通之路，此际几有正气不能胜邪气之势，故汗之先必发热而振动，此小柴胡汤方中所以有人参之助也。是以愚用此方时，于气分壮实者，恒不用人参，而于误服降药后及气虚者，则必用人参也。

人身之膜，原无处不相联络，女子之胞室亦膜也。其质原两膜相合，中为夹室，男女皆有，男以化精，女以通经，故女子之胞室亦曰血室。当其经水初过之时，适有外感之传经者乘虚袭入，致现少阳证病状，亦宜治以小柴胡汤，《伤寒论》中亦曾详论之矣。

《伤寒论》原文：妇人中风，七八日续得寒热，发作有时，经水适断者，此为热入血室。其血必结，故使如疟状，发作有时，小柴胡汤主之。

唐容川注曰：邪在表里之间，只能往来寒热而不发作有时。惟疟证邪客风府，或疟母结于胁下膜油之中，卫气一日一周，行至邪结之处欲出不得，相争为寒热，所以发作有时也。夫卫气者，发于膀胱水中达出血分，血为营，气为卫，此证热入血室，在下焦膜网之中，其血必结，阻其卫气，至血结之处相争则发寒热，卫气已过则寒热止，是以发作有时，与疟无异。原文故使二字，明言卫气从膜中出，血结在膜中，故使卫气不得达也。用柴胡透达膜膈而愈，知热入血室在膜中，即知疟亦在膜中矣。

伤寒之病既自阳明传少阳矣，间有遵少阳之法治之，其证复转阳明者，此虽仅见之证，亦宜详考治法。

《伤寒论》原文：服柴胡汤已，渴者属阳明，以法治之。

喻嘉言曰：风寒之邪，从阳明而传少阳，起先不渴，里证未具，及服小柴胡汤已，重加口渴，则邪还阳明，而当调胃以存津液矣。然不曰攻下，而曰以法治之，意味无穷。盖少阳之寒热往来，间有渴证，倘少阳未罢而恣言攻下，不自犯少阳之禁乎？故见少阳重转阳明之证，但云以法治之，其法维何？即发汗利小便已，胃中燥烦，实大便难之说也。若未利其小便，则有猪苓、五苓之法，若津液热炽，又有人参白虎之法，仲景圆机活泼，人存政举，未易言矣。

按：少阳证，不必皆传自阳明也。其人若胆中素有积热，偶受外感，即可口苦、心烦、寒热往来，于柴胡汤中加生石膏、滑石、生杭芍各六钱，从小便中分消其热，服后即愈。若其左关甚有力者，生石膏可用至一两（小柴胡汤证宜加石膏者甚多，不但此证也），自无转阳明之虞也。

按：小柴胡汤本为平和之剂，而当时医界恒畏用之，忌柴胡之升提也。即名医若叶天士，亦恒于当用柴胡之处避而不用，或以青蒿代之。诚以古今之人，禀赋实有不同，古人禀质醇厚，不忌药之升提，今

人体质多上盛下虚，上焦因多有浮热，见有服柴胡而头疼目眩者，见有服柴胡而齿龈出血者，其人若素患吐血及脑充血证者，尤所忌服。至愚用小柴胡汤时，恒将原方为之变通，今试举治验之数案以明之。

同庄张月楼，少愚八岁，一方之良医也。其初习医时，曾病少阳伤寒，寒热往来，头疼发热，心中烦而喜呕，脉象弦细，重按有力。愚为疏方调治，用柴胡四钱，黄芩、人参、甘草、半夏各三钱，大枣四枚，生姜三大片，生石膏一两，俾煎汤一大盅服之。月楼疑而问曰：此方乃小柴胡汤外加生石膏也，按原方中分量，柴胡半斤以一两折为今之三钱计之，当为二两四钱，复三分之，当为今之八钱，今方中他药皆用其原分量，独柴胡减半，且又煎成一盅服之，不复去滓重煎，其故何也？弟初习医，未明医理，愿兄明以教我也！答曰：用古人之方，原宜因证、因时为之变通，非可胶

柱鼓瑟也。此因古今气化略有不同，即人之禀赋遂略有差池，是以愚用小柴胡汤时，其分量与药味，恒有所加减。夫柴胡之性，不但升提，实原兼有发表之力，古法去滓重煎者，所以减其发表之力也。今于方中加生石膏一两以化其发表之力，即不去滓重煎，自无发表之虞，且因未经重煎，其升提之力亦分毫无损，是以只用一半，其力即能透膈上出也。放心服之，自无差谬。月楼果信用愚言，煎服一剂，诸病皆愈。

又治邻村刘姓妇人，得伤寒少阳证，寒热往来无定时，心中发热，呕吐痰涎，连连不竭，脉象沉弦。为开小柴胡汤原方，亦柴胡减半用四钱，加生石膏一两，云苓片四钱。有知医者在座，疑而问曰：少阳经之证，未见有连连吐黏涎不竭者，今先生用小柴胡汤，又加石膏、茯苓，将勿不但为少阳经病，或又兼他经之病乎？答曰：君之问诚然也，此乃少阳病而连太阴也。少阳之去路

原为太阴之经，太阴在腹为湿土之气，若与少阳相并，则湿热化合，即可多生黏涎，故于小柴胡汤中加石膏、茯苓，以清少阳之热，即以利太阴之湿也。知医者闻之，甚为叹服。遂将此方煎服，两剂痊愈。

又在辽宁曾治一妇人，寒热往来，热重寒轻，夜间恒作谵语，其脉沉弦有力。因忆《伤寒论》谓妇人热入血室证，昼日明了，暮则谵语，如见鬼状。遂细询之，因知其初受外感三四日，月信忽来，至月信断后遂变斯证。据所云云，知确为热入血室，是以其脉沉弦有力也。遂为开小柴胡原方，将柴胡减半，外加生黄芪二钱，川芎钱半，以升举其邪之下陷，更为加生石膏两半，以清其下陷之热，将小柴胡如此变通用之，外感之邪虽深陷，实不难逐之使去矣。将药煎服一剂，病愈强半，又服一剂痊愈。

按：热入血室之证，其热

之甚者，又宜重用石膏二三两以清其热，血室之中，不使此外感之热稍有存留始无他虞。愚曾治有血室溃烂脓血者数人，而究其由来，大抵皆得诸外感之余，其为热入血室之遗恙可知矣。盖当其得病之初，医者纵知治以小柴胡汤，其遇热之剧者，不知重用石膏以清血室之热，遂致酿成危险之证，此诚医者之咎也。医界有治热入血室之证者，尚其深思愚言哉。

论大柴胡汤证

柴胡汤证，有但服小柴胡不能治愈，必治以大柴胡汤始能治愈者，此病欲借少阳之枢转外出而阻于阳明之阖，故宜于小柴胡汤中兼用开降阳明之品也。

《伤寒论》原文：太阳病，过经十余日，反二三下之，后四五日，柴胡证仍在者，先与小柴胡汤。呕不止，心下急，郁郁微烦者，为未解也，与大柴胡汤下之则愈。

【大柴胡汤方】柴胡（半斤）黄芩（三两）芍药（三两）半夏（半升，洗）生姜（五两，切）枳实（四两，炙）大枣（十二枚，擘）

上七味，以水一斗二升，煮取六升，去滓再煎，温服一升，日三服。一方加大黄二两。

陈修园曰：此方若不加大黄，恐不能为大柴胡汤，此乃少阳之枢并于阳明之阖，故用大黄以调胃。

陈古愚曰：凡太阳之气逆而内干，必借少阳之枢转而外出者，仲景名为柴胡证。但小柴胡证心烦，或胸中烦，或心下悸，重在于胁下苦满；而大柴胡证，不在胁下，而在心下，曰心下急，郁郁微烦，曰心下痞硬，以此为别。小柴胡证，曰喜呕，曰或胸中烦而不呕；而大柴胡证，不但呕而且呕吐，不但喜呕而且呕不止，又以此为别。所以然者，太阳之气不从枢外出，反从枢内入，干于君主之分，视小柴胡证颇深也。方用芍药、黄芩、枳实、大黄者，以病势内入，必取苦泄之品，以解在内之烦急也。又用柴胡、半夏以启一

· 79 ·

阴一阳之气，生姜、大枣以宣发中焦之气。盖病势虽已内入，而病情仍欲外达，故制此汤还借少阳之枢而外出，非若承气之上承热气也。

愚按： 此方无大黄者非原方，即加大黄亦疑非原方，以其病当屡下之余，虽柴胡证仍在，其气分必有伤损，况又减去人参，复大黄、枳实并用，既破其血，又破其气，纵方中有柴胡，犹能治其未罢之柴胡证乎？盖大黄虽为攻下之品，然偏于血分，仍于气分无甚伤损，即与柴胡无甚龃龉，至枳实能损人胸中最高之气，其不宜与柴胡并用明矣。愚想此方当日原但加大黄，后世用其方者，畏大黄之猛烈，遂易以枳实。迨用其方不效，不得不仍加大黄，而竟忘去枳实，此大柴胡或有大黄或无大黄，以致用其方者恒莫知所从也。以后凡我同人，有用此方者，当以加大黄去枳实为定方矣。究之，古今之气化不同，人身之强弱因之各异，大柴胡汤用于今日，不惟枳实不可用，即大黄亦不可轻用，试举两案以

明之。

邑诸生刘干臣，愚之契友也，素非业医而喜与愚研究医学。其女公子适邑中某氏，家庭之间多不适意，于季秋感冒风寒，延其近处医者治不愈，干臣邀愚往诊。病近一旬，寒热往来，其胸中满闷烦躁皆甚剧，时作呕吐，脉象弦长有力。愚语干臣曰：此大柴胡汤证也，从前医者不知此证治法，是以不愈。干臣亦以愚言为然，遂为疏方，用柴胡四钱，黄芩、芍药、半夏各三钱，生石膏两半碎，竹茹四钱，生姜四片，大枣四枚，俾煎服。干臣疑而问曰：大柴胡汤原有大黄、枳实，今减去之，加石膏、竹茹，将勿药力薄弱难奏效乎？答曰：药之所以能愈病者，在对证与否，不在其力之强弱也，宜放胆服之，若有不效，余职其咎。病人素信愚，闻知方中有石膏，亦愿急服，遂如方煎服一剂。须臾觉药有推荡之力，

胸次顿形开朗，烦躁呕吐皆愈。干臣疑而问曰：余疑药力薄弱不能奏效，而不意其奏效更捷，此其理将安在耶？答曰：凡人得少阳之病，其未病之先，肝胆恒有不舒，木病侮土，脾胃亦恒先受其扰。迨其阳明在经之邪，半入于腑半传于少阳，于斯阳明与少阳合病。其热之入于腑中者，原有膨胀之力，复有肝胆以扰之，其膨胀之热，益逆行上干而凌心，此所以烦躁与胀满并剧也。小柴胡汤去人参原可舒其肝胆，肝胆既舒，自不复扰及脾胃，又重用石膏，以清入腑之热，俾其不复膨胀上干，则烦躁与满闷自除也。况又加竹茹之开胃止呕者以辅翼之，此所以奏效甚捷也。此诚察于天地之气化，揆诸生人之禀赋，而有不得不为变通者矣。干臣闻之，甚为叹服曰：聆此妙论，茅塞顿开，贶[1]我良多矣。

又治一人，年逾弱冠，禀赋素羸弱，又专心医学，昕夕研究，颇费深思。偶于初夏，往邑中办事，因受感冒病于旅邸，迎愚诊视，适愚远出，遂求他医治疗，将近一旬，病犹未愈。时适愚自他处旋里，路经其处，闻其有病，停车视之，正值其父亦来看视，见愚喜甚，盖其人亦略识医学，素深信愚者也。时正为病人煎药，视其方乃系发表之剂，及为诊视，则白虎汤证也。嘱其所煎之药，千万莫服。其父求为疏方，因思病者禀赋素弱，且又在劳心之余，若用白虎汤原宜加人参，然其父虽信愚，而其人实小心过度，若加人参，石膏必须多用，或因此不敢径服，况病者未尝汗下，且又不渴，想但用白虎汤不加人参亦可奏效。遂为开白虎汤原方，酌用生石膏二两，其父犹嫌其多。愚曰：此因君平素小心特少用耳，非多也。又因脉有数象，外加生地黄一两以滋其阴分，

---

❶ 贶（kuàng）：赐，赏赐。《说文解字》："贶，赐也。"

嘱其煎汤两盅，分两次温饮下，且嘱其若服后热未尽退，其大便不滑泻者，可即原方仍服一剂。迨愚旋里后，其药只服一剂，热退十之八九，虽有余热未清，不敢再服。迟旬日大便燥结不下，两腿微肿，拟再迎愚诊视，适有其友人某，稍知医学，谓其腿肿系为前次重用生石膏二两所伤。其父信友人之言，遂改延他医，见其大便燥结，投以降下之剂，方中重用大黄八钱，将药服下，其人即不能语矣。其父见病势垂危，急遣人迎愚，未及诊视而亡矣。夫此证之所以便结腿肿者，因其余热未清，药即停止也。乃调养既失之于前，又误药之于后，竟至一误再误，而不及挽救，使其当时不听其友之盲论，仍迎愚为诊治，或再投以白虎汤，或投以白虎加人参汤，将石膏加重用之，其大便即可因服凉润之药而通下，大便既通，小便自利，腿之肿者不治自愈矣。

就此案观之，则知大柴胡汤中用大黄，诚不如用石膏也（重用白虎汤即可代承气，曾于前节论承气汤时详言之）。盖愚当成童时，医者多笃信吴又可，用大剂承气汤以治阳明腑实之证，莫不随手奏效。及愚业医时，从前之笃信吴又可者，竟恒多偾事，此相隔不过十余年耳，况汉季至今千余年哉。盖愚在医界颇以善治寒温知名，然对于白虎汤或白虎加人参汤，旬日之间必用数次，而对于承气汤恒终岁未尝一用也。非敢任意左右古方，且僭易古方，此诚为救人计而甘冒不韪之名。医界同人之览斯编者尚其谅之。

少阳篇三阳合病之治法

少阳篇，有三阳并病之证，提纲中详其病状而未列治法，此或有所遗失欤？抑待后人遇此证自为拟方欤？愚不揣固陋，本欲拟一方以补之，犹恐所拟者未必有效，今试即其所载病状以研究其病情，再印征以生平所治之验案，或于三阳合病之治法，可得其仿佛欤。

《伤寒论》原文：三阳合病，脉浮大上关上，但欲眠睡，目合则汗。

唐容川曰：少阳半表半里，若从半表而外合于阳明太阳，则为三阳合病。其脉亦应三阳主外之象而浮大上关上，则寸更浮大，皆主在表也。三阳经皆起于目，而三焦膜腠上通耳目空窍，声音从耳入，耳壅塞则聋，神魂从目出，目沉迷则但欲眠。盖邪热在里则神魂不得入而虚烦不眠，邪热在表则神魂不得出而但欲眠。神魂者阳也，与卫气为一体，神魂内返则卫气不出而卫外，故目合则汗。其汗之道路，又从膜而蒸其肌肉，从肌肉而渗出皮毛，总见少阳三焦膜网外通二阳，凡一切由外入内、由内出外之理皆可知矣。即太阳、阳明关于少阳膜间之证，亦从可知矣。少阳证所以不详者，凡二阳兼证，已具太阳、阳明篇中，故不具论，读者当会其通也。

陶华氏谓，此节所言之病，当治以小柴胡加葛根、芍药。而愚对于此证有治验之案二则，又不拘于小柴胡汤中加葛根、芍药也。试详录二案于下，以质诸医界。

一人年过三旬，于初春患伤寒证，经医调治不愈。七八日间延为诊视。头疼，周身发热，恶心欲吐，心中时或烦躁，头即有汗而身上无汗，左右脉象皆弦，右脉尤弦而有力，重按甚实，关前且甚浮。即此脉论，其左右皆弦者，少阳也，右脉重按甚实者，阳明也，关前之脉浮甚者，太阳也，此为三阳合病无疑。其既有少阳病而无寒热往来者，缘与太阳、阳明相并，无所为往无所为来也。遂为疏方，生石膏、玄参各一两，连翘三钱，茵陈、甘草各二钱，俾共煎汤一大盅顿服之，将药服后，俄顷汗出遍体，近一点钟，其汗始竭，从此诸病皆愈。其兄颇通医学，疑而问曰：此次所服药中分毫无发表之品，而服后竟由汗解而愈者何也？答曰：出汗之道，在调剂其阴阳，听其自汗，非可强发其汗也。若强发其汗，则汗后恒不能愈，且转至增剧者多矣。如此证之三阳相并，其病机本欲借径于手太阴之络而外达于皮毛，是以右脉之关前独浮也，乃因其重按有力，知其阳明之积热，犹团结不散，故用石膏、玄参之凉润者，调剂其燥热，凉热化合，自能作汗，又少加连翘、茵陈（可代柴胡）以宣通之，遂得尽随病机之外越者，达于皮毛而为汗解矣，此其病之所以愈也。其兄闻之，甚为叹服曰：先生之妙论自古未有也，诚能于医学否塞之时放异样光明者矣。

又治一人，年近三旬，因长途劳役，感冒甚重，匆匆归家，卧床不起。经医诊治，半月病益加剧。及愚视之，见其精神昏愦，谵语不休，肢体有时惕动不安，其两目直视，似无所见，其周身微热，而间有发潮热之时，心中如何，询之不能自言，其大便每日下行皆系溏粪，其脉左右皆弦细而浮，数逾六至，重按即无。其父泣而问曰：延医数位，皆不为出方，因此后事皆备，不知犹可救否？余生平只此一子，深望先生垂怜也。愚悯其言词恳切，慨然许为救愈。时有其同村医者在座，疑而问曰：此证之危险已至极点，人所共见，先生独慨然谓其可治，然不知此证果系何病，且用何方药治之？答曰：此《伤寒论》少阳篇所谓三阳合病。然《伤寒论》中所言者，是三阳合病之实证，而此证乃三阳合病之虚证，且为极虚之证。凡三阳合病以病已还表，原当由汗而解，此病虽虚，亦当由汗而解也。医者闻愚言，若深讶异曰：病虚若此，犹可发汗乎？且据何见解而知谓为三阳合病乎？答曰：此证为三阳合病，确有征据。此证之肢体惕动，两目直视，且间发潮热者，

· 84 ·

少阳也；精神昏愦、谵语不休者，阳明也；其脉弦而甚浮者，乃自少阳还太阳也，是以谓之三阳合病也。夫病已还表，原欲作汗，特以脉数无根，真阴大亏，阳升而阴不能应，是以不能化合而为汗耳。治此证者，当先置外感于不问，而以滋培其真阴为主，连服数剂，俾阴分充足，自能与阳气化合而为汗，汗出而病即愈矣。若但知病须汗解，当其脉数无根之时，即用药强发其汗，无论其汗不易出也，即服后将汗发出，其人几何不虚脱也。医者闻之甚悦服曰：先生明论，迥异寻常，可急为疏方以救此垂绝之命哉。愚遂为开生地黄、熟地黄、生山药、大枸杞各一两，玄参、沙参、净萸肉各五钱，煎汤一大碗，分两次温饮下。此药一日夜间连进两剂。翌晨再诊其脉，不足六至，精神亦见明了。自服药后大便未行，遂于原方中去萸肉，加青连翘二钱，服后周身得汗，病若失。

太阴病提纲及意义

病由少阳而愈者，借少阳之枢转而外出也。乃有治不如法，其病不能借少阳之枢转外出，而转由腔上之膜息息透入腹中，是由少阳而传太阴也。夫病既传于太阴，其病情必然变易，自当另议治法，是则太阴经发现之病状与其治法，又当进而研究矣。

《伤寒论》原文：太阴之为病，腹满而吐，食不下，自利益甚，时腹自痛，若下之，必胸中结鞕。

脾为太阴之腑，其处重重油脂包裹，即太阴之经也。盖论其部位，似在中焦之内，惟其处油脂独厚于他处，是太阴之经虽与三焦相连，而实不与三焦相混也。且《难经》谓脾有散膏半斤，即西人所谓甜肉汁，原系胰子团结而成，方书谓系脾之副脏，其分泌善助小肠化食，实亦太阴经之区域也。为其经居于腹之中间，是以腹满为太阴经之的病。其吐食自利者，此经病而累及于腑，脾病不能运化饮食，是以吐利交作也。其腹痛者，因病在太阴，中焦郁满而气化不通也。下之必胸中结硬者，因下后脾气下陷，不能散精以达于肺（《内经》谓脾气散精，以达于肺），遂致郁于胸中而为结鞕也。

按： 此节提纲甚详，而未言治法，及下节汇通观之，可自得其治法矣。

又原文：太阴中风，四肢烦疼，阳微阴涩而长者，为欲愈。

唐容川曰：此节言太阴中风，脉若阳大而阴滑，则邪盛内陷矣。今阳不大而微，阴涩而又见长者，乃知微涩是邪不盛，不是正气虚。长是正气足，不嫌其微涩，故为欲愈也。

一人，年甫弱冠，当仲春之时，因伏气化热窜入太阴，腹中胀满，心中烦躁，两手肿疼，其脉大而濡，两尺重按颇实。因思腹中者太阴之部位也，腹中胀满乃太阴受病也。太阴之腑为脾，脾主四肢，因伏气化热窜入太阴，是以两手肿疼也。其两足无恙者，因窜入太阴者，原系热邪，热之性喜上行，是以手病而足不病也。为其所受者热邪，是以觉烦躁也。因忆《伤寒论》太阴篇有谓：太阴中风，四肢烦疼，阳微阴涩而长者，为欲愈。今此证所现之脉，正与欲愈之脉相反，是不得不细商治法也。为疏方，用生莱菔子、生鸡内金各三钱以开其胀满，滑石、生杭芍各六钱以清其烦躁，青连翘、生蒲黄各四钱以愈其两手肿疼，按方煎服两剂，诸病皆愈。

诚以太阴之病原属湿热，其湿热之郁蒸于上者，服此汤后得微汗而解，其湿热之陷溺于下者，服此汤后亦可由小便分利而解矣。若执此案之方以治前节所言之病，于方中加法半夏三钱，则在上之吐可止，再加生山药八钱，下焦之利亦可愈，至方中之连翘、蒲黄，不但能治手肿疼，即腹中作痛服之亦能奏效，将方中药味，略为增加以治前节之病，亦可随手治愈也。

太阴病桂枝汤证

太阴之病，有时可由汗解者，然必须病机有外越之势，原非强发其汗也。

《伤寒论》原文：太阴病，脉浮者，可发汗，宜桂枝汤。

脉浮者，乃太阴之病机外越，原可因其势而导之，故可服桂枝汤以发其汗也。若其脉之浮而有力者，宜将桂枝减半（用钱半），加连翘三钱。盖凡脉有浮热之象者，过用桂枝，恒有失血之虞，而连翘之性凉而宣散，凡遇脉象之浮而有力者，恒得之即可出汗，故减桂枝之半而加之以发汗也。恐其汗不出者，服药后亦可啜粥，若间有太阴腹满之本病者，可加生莱菔子三钱，盖莱菔子生用，其辛辣之味不但可以消胀满，又可助连翘发汗也。

太阴病宜四逆辈诸寒证

太阴自少阳传来原无寒证，乃有其脏本素有寒积，经外感传入而触发之，致太阴外感之证不显，而惟显其内蓄之寒凉以为病者，是则不当治外感，惟宜治内伤矣。

《伤寒论》原文：自利不渴者，属太阴，以其脏有寒故也，当温之，宜四逆辈。

陈修园曰：自利者，不因下而利也。凡利则津液下注，多见口渴，惟太阴湿土之为病不渴，至于下利者当温之，而浑言四逆辈，所包括之方原甚广。

王和安谓：温其中兼温其下宜四逆，但温其中宜理中、吴茱萸，寒结宜大建中汤。湿宜真武汤，渴者宜五苓散，不渴而滑宜赤石脂禹余粮汤。而愚则谓甘草干姜汤、干姜附子汤、茯苓四逆汤诸方，皆可因证选用也。

太阴病坏证桂枝加芍药汤及桂枝加大黄汤证

太阴之证，不必皆由少阳传来也，又间有自太阳传来者。然自少阳传来，为传经次第之正传，自太阳传来则为误治之坏证矣。

《伤寒论》原文：本太阳病，医反下之，因而腹满时痛者，属太阴也，桂枝加芍药汤主之；大实痛者，桂枝加大黄汤主之。

张拱端曰：太阴脾脏通体连于油网之上，网中之膏油脾所主也。油网布腹中，邪入太阴之网油，故腹满时痛，网油透出躯壳，是生肥肉称肌肉，肌肉与太阳之营卫相接于外，故太阳之邪热可由肌肉而入太阴脾也。用桂枝加芍药汤，以太阳营卫之陷邪可举者，有姜、桂调而举之；不可举者，重加芍药之苦以降之，则满痛可愈。若大实痛者，是膏油受邪过甚，实于其中胰脂化膏之力不足以胜之，故用桂枝加大黄汤，倍芍药苦降之外，更加大黄助胰脂滑利之性以去膏油之实也。然太阴标阴本湿，只有温汗两法，原无下法，以太阴主湿，湿能濡，无燥结之可下也，今用下行之大黄者何耶？盖大黄虽能下行，亦视所用之轻重为变迁耳。考夫阳明与太阴，俱有满痛证，观阳明之承气汤重用大黄，此处轻用大黄，不独见药之轻重有变迁，更可见阳明与太阴之满痛，其界限又不同。阳明是胃管，胃管内之糟粕，得阳明之燥气，能使结实不大便而满痛，故承气重用大黄以通地道。太阴是脾，脾连油网，在胃管之外网膜膏油中，只能壅水与血而为满痛。理中汤用白术、干姜，燥水湿以散寒也。桂枝加芍药汤、桂枝加大黄汤，均重用芍药泄血分之热也。而桂枝加大黄，虽用大黄，然分两轻于诸药，当从诸药入于太阴脾之网油，不得由大肠径过而下也。例如茵陈蒿汤虽用大黄，其茵陈独多，而大黄随茵陈利湿热由小便出，其理可求矣。

张氏此段疏解颇精细，惟于桂枝汤中倍芍药之理似欠发挥。盖当误下之后，外感之邪固可乘虚而入太阴，究之脾土骤为降下所伤，肝木即乘虚而侮脾土，腹中之满而且痛，实由肝脾之相龃龉也。桂枝原为平肝（木得桂则枯，且其味辛属金，金能制木也）和脾（气香能醒脾，辛温之性，又善开脾痹）之圣药，而辅以芍药、甘草、姜、枣，又皆为柔肝扶脾之品，是桂枝汤一方，若免去啜粥，即可为治太阴病之正药也。至于本太阳证，因误下病陷太阴，腹满时痛，而独将方中芍药加倍者，因芍药善治腹痛也。试观仲景用小柴胡汤，腹痛者去黄芩加芍药，通脉四逆汤腹痛者，去葱加芍药，此明征也。若与甘草等分同用，为芍药甘草汤，原为仲景复阴之方，愚尝用之以治外感杂证，骤然腹痛（须审其腹痛非凉者），莫不随手奏效。惟其所用之分量，芍药倍于甘草是为适宜。盖二药同用原有化合之妙，此中精微固不易窥测也。且二药如此并用，大有开通之力，则不惟能治腹痛，且能除腹满也。惟此方中芍药加倍为六两，甘草仍为二两，似嫌甘草之力薄弱，服后或难速效，拟将甘草亦加重为三两，应无药性偏重之弊欤。

【桂枝加芍药汤方】桂枝（三两，去皮）　芍药（六两）　甘草（二两，炙）　生姜（三两，切）　大枣（十二枚，擘）

上五味，以水七升，煮取三升，去滓，分温三服。

【桂枝加大黄汤方】即前方加大黄二两。

第七期第四卷

少阴病提纲及意义

中焦脂膜团聚之处，脾居其中，斯为太阴，前已言之。而下焦脂膜团聚之处，肾居其中，故名少阴。少阴之腑在肾，少阴之经即团聚之脂膜也。为其与中焦团聚之处相连，是以外感之传递，可由太阴而传入少阴也。

《伤寒论》原文：少阴之为病，脉微细，但欲寐也。

少阴之病，有凉有热。说者谓，若自太阴传来，是阳明、少阳之邪顺序传入少阴则为热证，若外感之邪直中真阴则为寒证者。而愚临证实验以来，知少阴病之凉者原非直中，乃自太阳传来为表里之相传，亦为腑脏之相传（膀胱），因太阳之腑相连之脂膜，原与包肾之脂膜相通也。其间有直中者，或因少阴骤虚之时，饮食寒凉而得，此不过百中之一

二，其治法原当另商也。至少阴病之热者，非必自传经而来，多由伏气化热入少阴也。所谓伏气者，因其素受外寒甚轻，不能即病，其所受之寒气伏于三焦脂膜之中，阻塞气化之升降而化热（气化因阻塞而生热，伏气即可与之相合而化热），恒因少阴之虚损，伏气即乘虚而窜入少阴，此乃少阴之热病初得即宜用凉药者也。

至无论其病之或凉或热而脉皆微细者，诚以脉之跳动发于心，而脉之所以跳动有力者，又关于肾。心肾者，水火之根源也，心肾之气相济，则身中之气化自然壮旺，心肾之气若相离，身中之气化遽形衰惫。少阴有病者，其肾气为外邪遏抑不能上升以济心，是以无论病之为凉为热，其脉象皆微细无力也。其但欲寐者，因心肾之气不交，身中之气化衰惫，精神必然倦懒，是以常常

闭目以静自休息。又因肾气不能上达以吸引心阳下潜，是以虽闭目休息不能成寐，而为但欲寐之状也。从前西人之论肾者，惟知为溺水之器，后乃知论肾当取广义，遂谓副肾髓质（命门、督脉）及副肾皮质（胞室）之分泌素，皆于心之跳动有至切之关系，此诚西人之医学有进步也。然必实征诸其所分泌者而后知之，是仍囿于迹象，而不知肾中有无形之气化与心息息相关者尤切也。

《伤寒论》原文：少阴病，欲吐不吐，心烦，但欲寐，五六日自利而渴者，属少阴也。虚故引水自救。若小便色白者，少阴病形悉具。小便白者，以下焦虚有寒，不能制水，故令色白也。

张拱端曰：少阳为阳枢，少阴为阴枢。少阴欲吐不吐者，以少阴有水复有火，水火之气循环上下不利，故欲吐不吐也。少阳喜呕者，以内外之气由焦膜中行，焦膜不利则气难于出入，是以逆于胃而为呕，呕则气少畅，故喜呕，此少阴欲吐、少阳喜呕之所以然

也。又太阴、少阴俱有自利证，少阴自利而渴，从少阴本热之化也。太阴自利不渴，从太阴本湿之化也。若治少阴上焦口渴之实热，不顾及下焦下利之虚寒，则下利不止矣。故凡对于水火分病，则当用寒热之药分治之。对于水火合病，无妨用寒热之药合治之。本论用方有纯于寒有纯于热，复有寒热并用者，即此理也。

谨按：本节未列治法，张氏谓上有实热下有虚寒，宜用寒热之药？函问。师答曰：宜用生地一两，生杭芍五钱，附子二钱，干姜二钱，细辛一钱，计五味，不宜用石膏。

高崇勋谨注

《伤寒论》原文：少阴病，脉紧，至七八日，自下利，脉暴微，手足反温，脉紧反去者，为欲解也，虽烦，下利必自愈。

少阴之中有水有火，肾左右两枚水也，肾系命门所生之相火，少阴中之火也。外寒自太阳透入少阴，与少阴中之水气相并，以阻遏其元阳，是以脉现紧象，紧者寒也，乃阴盛阳衰逼阳不得宣布之象也。迨

阳气蓄之既久，至七八日又重值太阳、阳明主气之候，命门之火因蓄极而暴发，遂迫阴寒自下利外出，脉之紧者亦暴微。盖脉紧原阳为阴迫，致现弦而有力之象，至暴微是由紧而变为和缓，未必甚微，与紧相较则见其微矣。且其手足反温，此为元阳已回之兆无疑，治少阴中之寒病者，原以保护其元阳为主，此时或有心烦之病，实因相火暴发，偶有浮越于上者，此益足征元阳之来复也，是以知其必愈也。

陈修园曰：此言少阴得阳热之气而解也。余自行医以来，每遇将死之证，必以大药救之，忽而发烦下利，病家怨而更医，医家亦诋前医之误，以搔不著疼痒之药居功，余反因热肠受谤甚矣，名医之不可为也。

愚年少时，初阅《伤寒论浅注》至此，疑修园之言，似近自为掩饰。迨医学研究既久，又加以临证实验，乃知修园之言诚不诬也。后又见常德张拱端所著《伤寒论会参》，亦谓修园之言诚然，且谓余治一人，服药后下利苦烦，又喜哈哈，似癫非癫，数时病愈，亦与此节烦利自愈一例也。而愚则谓，若遇少阴阴寒险证，欲用药以回其阳时，不妨预告病家，阳回之后恒现下利心烦之象，自能免病家之生疑也。

荫潮按：数年前余在里处，曾治一少阴寒证，服药后下利发烦而愈。民国二十二年腊月，在津又治敦庆隆布庄阎戟临先生少阴寒证，服茴香、干姜等药久不愈，乃询方于余，俾单服生硫黄如枣大，食前服，每日三次，至五六日忽下利，日二三次，骇而问余。余曰：此寒结得硫黄之热而开，《伤寒论》所谓虽烦下利必自愈者是也。后数日利果止，其病亦愈。即此例彼，益知修园、拱端之言不我欺也。

《伤寒论》原文：少阴病，下利。若利自止，恶寒而蜷卧，手足温者，可治。

唐容川曰：少阴肾中之阳下根于足，上达于手，而充塞于膏膜之中。膏即脾所司也，脾膏阳足则熏吸水谷，不致水谷从肠中直泻而出。若肾阳不充于脾，而脾土所司之膏油失职，水谷不分，气陷而崩注是为下利，其肠中水谷泄尽，利止后恶寒踡卧。若生阳已竭者，则手足厥冷而死，设手足温者，是肾中生阳尚在，故为可治，白通汤等方是矣。

张拱端曰：以上三节，俱少阴阴寒之病，前两节手足温，第三节自烦欲去衣被，均为阳回之候，均为自愈、可治之证。可见治少阴伤寒以阳为主，不特阴证见阳脉者生，即阴病见阳证亦为易愈。论中恶寒而踡之踡字，足供阴寒在内之考察，何也？大凡阴寒之病，俱有屈曲身体之形。其屈曲之理，实关系于督、任二脉。盖以督统诸阳行于背脊，任统诸阴行于胸腹，阴寒在内屈曲身体者，伸背之阳以抑阴也，阳热在内直腰张胸者，伸腹之阴以济阳也。如天气热人必张胸，天气寒人必拘急，观其伸阳以自救，则踡之属于阴寒其理可得矣。故阳盛则作痉，阴盛则踡卧，理所必然也。至于自烦欲去衣被，是阴得阳化故为可治。

张氏论督任相助之理，以释本节中之踡卧颇为精细，而愚于张氏所论之外，则更别有

会心也。推坎离相济，阴阳互根之理，人之心肾相交，即能生热（心肾相交能补助元阳故能生热），而心肾之相交每在呼气外出之时也。盖当呼气外出之时，其心必然下降，其肾必然上升（此可默自体验），此际之一升一降而心肾交矣。是乃呼吸间自然之利益，以为人身热力之补助也（试观睡时恒畏冷，以人睡着则呼吸慢，热力即顿形不足，是明征也）。人之畏冷身踡卧者，是其心肾欲相交以生热也（此中有无思无虑自然而然之天机）。至于病热，其身恒后挺，是心肾欲相远，防其相交以助热也。果参透此中消息，以后天补助先天，不但由此悟却病之理，更可由此悟养生之理，寿命之悠久固可在把握中也。

《伤寒论》原文：少阴病，吐，利，手足不逆冷，反发热者，不死。脉不至者，灸少阴七壮。

陈修园谓，宜灸太溪二穴。张拱端谓，亦可灸复溜二穴。而愚则谓，若先灸太溪二穴，脉仍不应，可再灸复溜二

穴，灸时宜两腿一时同灸。太溪二穴，在足内踝后五分，跟骨上动脉中；复溜二穴，在内踝上二寸，大骨后侧陷中，此与太溪同为少阴生脉之源。

少阴病麻黄附子细辛汤证

《伤寒论》原文：少阴病，始得之，反发热，脉沉者，麻黄附子细辛汤主之。

【麻黄附子细辛汤方】麻黄（二两，去节）　细辛（二两）附子（一枚，炮，去皮，破八片）

上三味，以水一斗，先煮麻黄，减二升，去上沫，纳诸药，煮取三升，去滓，温服一升，日三服。

此外感之寒凉，由太阳直透少阴，乃太阳与少阴合病也。为少阴与太阳合病，是以少阴已为寒凉所伤，而外表纵有发热之时，然此非外表之壮热，乃恶寒中之发热耳。是以其脉不浮而沉，盖少阴之脉微细，微细原近于沉也。故用附子以解里寒，用麻黄以解外寒，而复佐以辛温香窜之细辛，既能助附子以解里寒，更

能助麻黄以解外寒，俾其自太阳透入之寒，仍由太阳作汗而解，此麻黄附子细辛汤之妙用也。

按：方中细辛二两，折为今之六钱，复三分之一剂中仍有二钱，而后世对于细辛有服不过钱之说，张隐庵曾明辨其非，二钱非不可用，而欲免病家之疑，用一钱亦可奏效。盖凡宜发汗之病，其脉皆浮，此独脉沉，而欲发其汗，故宜用细辛辅之，至谓用一钱亦可奏效者，因细辛之性原甚猛烈，一钱亦不为少矣。

按：此方若少阴病初得之，但恶寒不发热者，亦可用。

曾治一少年，时当夏季，午间恣食西瓜，因夜间失眠，遂于食余当窗酣睡，值东风骤至，天气忽变寒凉，因而冻醒，其未醒之先，又复梦中遗精，醒后遂觉周身寒凉抖战，腹中隐隐作疼，须臾觉疼浸加剧。急迎为诊治，其脉微细若无，为疏方，用麻黄二钱，乌附子三钱，细

辛一钱，熟地黄一两，生山药、净萸肉各五钱，干姜三钱，公丁香十粒，共煎汤，服之。服后温覆，周身得微汗，抖战与腹疼皆愈。此于麻黄附子细辛汤外而复加药数味者，为其少阴暴虚腹中疼痛也。

少阴病黄连阿胶汤证
（附自订坎离互根汤方）

《伤寒论》原文：少阴病，得之二三日以上，心中烦，不得卧，黄连阿胶汤主之。

二三日以上，即一日也，合一二三日而浑言之即初得也。细绎其文，是初得即为少阴病，非自他经传来也。其病既非自他经来，而初得即有热象者，此前所谓伏气化热而窜入少阴者也。盖凡伏气化热之后，恒因薄受外感而猝然发动，至其窜入之处，又恒因其脏腑素有虚损，伏气即乘虚而入。由斯而论，则此节之所谓少阴病，乃少阴病中之肾虚兼热者也。夫大易之象，坎上离下为既济，坎为肾而在上者，此言肾当上济以镇心也，离为心而在下者，此言心当下济以暖肾也。至肾素虚者，其真阴之气不能上济以镇心，心火原有摇摇欲动之机，是以少阴之病初得，肾气为伏气所阻，欲上升以济心尤难，故他病之现象犹未呈露，而心中已不胜热象之烦扰而不能安卧矣，是以当治以黄连阿胶汤也。

【黄连阿胶汤】 黄连（四两） 黄芩（一两） 芍药（二两） 鸡子黄（二枚） 阿胶（三两）

上五味，以水五升，先煮三味，取二升，去滓，纳胶烊尽，小冷，纳鸡子黄，搅令相得。温取七合，日三服。

黄连味苦入心，性凉解热，故重用之以解心中发烦，辅以黄芩，恐心中之热扰及于肺也，又肺为肾之上源，清肺亦所以清肾也。芍药味兼苦酸，其苦也善降，其酸也善收，能收降浮越之阳，使之下归其宅，而性凉又能滋阴，兼能利便，故善滋补肾阴，更能引肾中外感之热自小便出也。阿胶为济水之伏流通于阿井，取其水以煎黑色之驴皮成胶，其性善滋阴，又善潜伏，能直入肾中以生肾水。鸡子黄中含有副肾髓质之分泌素，推以同气相求之理，更能直入肾中以益肾水，肾水充足，自能胜热逐邪以上镇心火之妄动，而心中发烦自愈矣。

或问：提纲明言心中烦而不能卧，夫心与肾共为少阴，使其心之本体热而生烦，其人亦恒不能安卧，此虽为手少阴，亦可名为少阴病也，何先生独推本于肾，由肾病而累及于心乎？答曰：凡曰少阴病者，必脉象微细，开端提纲中已明言之矣。若谓其病发于心，因心本体过热而发烦，则其脉必现浮洪之象，今其心虽有热，而脉象仍然微细（若脉非微细而有变更者，本节提纲中必言明此定例也），则知其病之源不在于心而在于肾可知，其心中发烦不得卧，实因肾病而累及于心，更可知也。

按：此节所言之病，原系少阴病初得无大热者，故治以黄连阿胶汤已足清其热也。若其为日既久，而热浸加增，或其肾经素有蕴热，因有伏气之热激发之，则其热益甚，以致心肾皆热，其壮热充实于上下，又非此汤所能胜任矣。愚遇此等证，则恒用白虎加人参汤，以玄参代知母、山药代粳米，又加鲜茅根、生鸡子黄，莫不随手奏效，用之救人多矣，因名之为坎离互根汤，详录其方之分量及煎法于下。

生石膏（细末，三两） 玄参（一两） 生怀山药（八钱） 甘草（三钱） 野台参（四钱） 鲜白茅根（六两，洗净切碎） 生鸡子黄（三枚）

上共六味，先将茅根煎三四沸，去滓，纳余药五味，煎汤三盅，分三次温服，每服一次，调入鸡子黄一枚。

方中之义，石膏、人参并用，不但能解少阴之实热，并能于邪热炽盛之时立复真阴，辅以茅根更能助肾气上升与心火相济也。至于玄参，性凉多液，其质轻松，原善清浮游之热，而心之烦躁可除，其色黑入肾，又能协同鸡子黄以滋肾补阴，俾少阴之气化壮旺，自能逐邪外出也。

或问：外感之伏气，恒受

于冬日，至春日阳生，随春日之阳而化热，是以温病多有成于伏气化热者，至伤寒约皆在于冬日，何亦有伏气化热者乎？答曰：伏气化热，原有两种化法。伏气冬日受之，伏于三焦脂膜之中，迟至春日随春日之阳生而化热，此伏气化热之常也。乃有伏气受于冬日，其所伏之处，阻塞腹内升降之气化，其气化因阻塞而生热，伏气亦可随之化热，此伏气化热之变也。迨其化热之后，或又微受外感而触发之，其触发之后，又恒因某经素有虚损，乘虚而窜入其经，此所以伤寒病中亦有伏气化热者也。注疏诸家，因不知伤寒中亦有伏气化热，故对于少阴病之热者，而释之终涉影响也。

少阴病当灸及附子汤证

《伤寒论》原文：少阴病得之一二日，口中和，其背恶寒者，当灸之，附子汤主之。

陈修园曰：此宜灸膈关二穴以救太阳之寒，再灸关元一穴以助元阳之气。

王和安曰：肾阳以先天元阳藏于丹田，吸引卫阳内返者为体，以后天水谷津液于水腑，被心火下交蒸发外出者为用。兹言口中和而不燥渴，则心阳已衰于上，背恶寒则太阳气循脊入命门下丹田者亦衰。治宜引元阳由背脊入命门下丹田，温肾破寒以为之根。故膈关二穴，在脊七椎下各旁开三寸，为足太阳气脉所发，灸七壮，由太阳外部引元阳循脊下胞室矣。关元一穴，在脐下三寸，足三阴任脉之会，可灸百壮，从任脉引心阳以下胞室也。

王氏于此节疏解甚精细，而犹未指出下焦之元阳存于何处。盖人身有两气海，《内经》谓膈上为气海，此后天之气海，所藏者宗气也（即胸中大气）。哲学家以脐下为气海，此先天之气海，所藏者祖气，即元气也。人身之元阳，以元气为体质，元气即以元阳为主宰，诚以其能斡旋全身则为元气，能温暖全身则为元阳，此元阳本于先天，原为先天之君火，以命门之相火为之辅佐者也（此与以心火为君火，以肝中所寄之少阳相火为相火者，有先天后天之分）。至下焦气海之形质，原为脂膜及胰子团结而中空，《医林改错》所谓形如倒提鸡冠花者是也。人生结胎之始先生此物，由此而下生督脉，上生任脉，以生全身，故其处最为重要之处，实人生性命之根也。有谓人之元气、元阳藏贮于胞室者，不知胞室若在女子，其中生疮溃烂，原可割而去之，若果为藏元气元阳之处，岂敢为之割去乎？

又原文：少阴病，身体痛，手足寒，骨节痛，脉沉者，附子汤主之。

【附子汤方】 附子（二枚，炮，去皮，破八片） 茯苓（二两）
人参（二两） 白术（四两）
芍药（三两）

上五味，以水八升，煮取三升，去滓，温服一升，日三服。

陈古愚曰：论云少阴病得之一二日，口中和，其背恶寒者当灸之，宜此汤，此治太阳之阳虚，不能与少阴之君火相合也。又云，少阴病，身体疼，手足寒，骨节痛，脉沉者，宜此汤，此治少阴君火内虚神机不转也。方中君以生附子二枚，益下焦水中之生阳以达于上焦之君火也。臣以白术者，以心肾藉中土之气而交合也。佐以人参者，取其甘润以济生附子之大辛。又佐以芍药者，取其苦降以泄生附子之大毒也。然参、芍皆阴分之药，虽能化生附子之暴，又恐其掣生附子之肘，当此阳气欲脱之顷，杂一点阴柔之品，便足害事，故又佐以茯苓之淡渗，使参、芍成功之后，从小便而退于无用之地，不遗余阴之气以妨阳药也。师用此方，一以治阳虚，一以治阴虚，时医开口辄言此四字，其亦知阳指太阳，阴指少阴，一方统治之理乎。

张拱端曰：此方中最妙是人参一味，生于阴林湿地，味甘苦而质润，本于阴也。而发出之苗叶三丫五加，悉为阳数，可知此物从阴出阳，宛如肾水中生阳，用于附子汤中，一则济附子之热，一则助附子以生阳，圣方奇妙，不可思议也。前辈将人参或只解为化附子之大辛，或解为补中土，此皆未知仲师用药之妙义也。

按： 古之人参，即今之党参，其性原温，而《本经》谓其微寒者，因神农尝百草时原采取其鲜者尝之，含有自然之鲜浆汁，是以其性微寒，至蒸熟晒干则变为温矣。此犹如鲜地黄、熟地黄之性各殊也。即古时用人参，亦恒多剖取鲜者用之，是以古方中之用人参，亦多取其微寒之性，与他药配合，而后世之笃信《本经》者，犹以人参为微寒，岂未尝单用人参以试其性之寒热乎？夫人参原为救颠扶危挽回人命之大药，医界同人尚其于人参之性细研究之。

少阴病桃花汤证

《伤寒论》原文：少阴病，下利，便脓血者，桃花汤主之。

王和安曰：凡下利皆油膜寒水返注入肠，油寒而脉血之热力不旺则为洞泻。油寒锢蔽脉血，郁热冲突于油膜中，则为腹痛下坠。要略云：阳证内热则溢出鲜血，阴证内寒则下紫血如豚肝。盖油寒感及脉血，寒瘀而胀裂脉管，则下死瘀之黑血，血热素盛，被油寒郁积，热血胀裂脉管，则下鲜血也。油寒而谷精不能化血，随水下注，则便中挟有白津油中还流之液，或谷精已化之油，被脉血热迫奔注入肠，则便中挟有油汁，油汁白血球应化赤血球者，不得纯热之融化，反以暴热之迫激，杂油血下则为脓血，而知此，则桃花汤之微义可解矣。

【桃花汤方】 赤石脂（一斤，一半全用，一半筛末）　干姜（一两）　粳米（一升）

上三味，以水七升，煮米令熟，去滓，温服七合，纳赤石脂末方寸匕，日三服，若一服愈，余勿服。

石脂原为土质，其性微温，故善温养脾胃。为其具有土质，颇有黏涩之力，故又善治肠澼下脓血。又因其生于两石相并之夹缝，原为山脉行气之处，其质虽黏涩，实兼能流通气血之瘀滞，故方中重用之以为主药。至于一半煎汤一半末服者，因凡治下利之药，丸散优于汤剂，且其性和平，虽重用一斤犹恐不能胜病，故又用一半筛其细末，纳汤药中服之也。且服其末，又善护肠中之膜，不至为脓血凝滞所伤损也。用干姜者，因此证其气血因寒而瘀，是以化为脓血，干姜之热既善祛寒，干姜之辛又善开瘀也。用粳米者，以其能和脾胃，兼能利小便，亦可为治下利不止者之辅佐品也。

或问：大便下脓血之证，多因于热，此证即为少阴中寒证，何亦下脓血乎？答曰：提纲之后，曾引王氏一段疏解，君所问之理，中已言明，若心中仍复游移不敢确信者，可举愚平素治验之案以征实之。

辽宁陆军连长何阁臣，年三十许，因初夏在郑州驻防，多受潮湿，下痢脓血相杂，屡治不愈。后所下者渐变紫色，有似烂炙，杂以脂膜，腹中切痛，医者谓此因肠中腐败，故所下如此，若不能急为治愈，则肠将断矣。阁臣闻之惧甚，遂乘火车急还辽宁，长途辛苦，至家，病益剧，下痢无度，而一日只食稀粥少许。时愚应辽宁军政两界之聘，在所建立达医院中施诊。阁臣遂来院求为诊治。其脉微弱而沉，左三部几不见，问其心中自觉饮食不能消化，且觉上有浮热，诸般饮食皆懒下咽，下痢一昼夜二十余次，每欲痢时，先觉腹中坠而且疼，细审病因，确系寒痢无疑，其所下者如烂炙，杂以脂膜者，是其肠中之膜，诚然腐败随痢而下也。西人谓此证为肠溃疡，乃赤痢之坏证，最为危险，所用之药有水银基制品，而用于此证实有不宜。即愚平素所遇肠溃疡证，亦恒治以金银花、旱三七、鸭胆子诸药，对于此证亦不宜。盖肠溃疡证多属于热，而此证独属于寒，此诚肠溃疡证之仅见者也。遂俾用生硫黄细末，掺熟面少许为小丸，又重用生山药、熟地黄、龙眼肉，煎浓汤送服，连服十余剂，共服生硫黄二两半（日服药一剂，头煎次煎约各送服生硫黄八分许），其痢始愈。

按： 此证脉微弱而沉，少阴之脉也，下者如烂炙兼脂膜，较下脓血为尤甚矣。使其初得下脓血时，投以桃花汤不即随手可愈乎？乃至病危已至极点，非桃花汤所能胜任，故仍本桃花汤之义，以硫黄代干姜（上焦有浮热者忌干姜不忌硫黄），用生山药、熟地黄、龙眼肉以代石脂（病人阴虚，石脂能固下不能滋阴，山药诸药能固下兼能滋阴），如此变通，仍不失桃花汤之本义，是以多服十余剂亦能奏效也。至此节之下节，下利不止，下脓血，又添腹痛，小便不利证，亦桃花汤主之。盖小便不利因寒者亦恒有之，故投以桃花汤亦能愈也。

少阴病吴茱萸汤证

《伤寒论》原文：少阴病，吐利，手足厥冷[1]，烦躁欲死者，吴茱萸汤主之。

柯韵伯曰：少阴病，吐利、烦躁、四逆者死。四逆者，四肢厥冷兼臂、胫而言也，此云手足是指掌而言，四肢之阳犹在也。

【吴茱萸汤】 吴茱萸（一升，洗） 人参（三两） 生姜（六两，切） 大枣（十二枚，擘）

上四味，以水七升，煮取二升，去滓，温服七合，日三服。

陈古愚曰：师于不治之证，不忍坐视，专求阳明是得绝处逢生之妙，所以与通脉四逆汤，白通加猪胆汁汤三方鼎峙也。论云：食谷欲呕者属阳明也，吴茱萸汤主之。又云：干呕吐涎沫头痛者，吴茱萸汤主之。此阳明之正方也。或谓吴茱萸降浊阴之气为厥阴专药，然温中散寒，又为三阴并用之药，而佐以人参、姜、枣，又为胃阳衰败之神方也。

周伯度曰：吴茱萸树高丈

---

[1] 手足厥冷：《伤寒论》作"手足逆冷"。

余，皮青绿色，结实梢头。其气臊，故得木气多而用在于肝。叶紫、花紫、实紫，紫乃水火相乱之色。实熟于季秋，气味苦辛而温性且烈，是于水火相乱之中，操转旋拨乱之权，故能入肝伸阳戢阴而辟寒邪。味辛则升、苦则降，辛能散、苦能坚，亦升亦降，亦散亦坚，故上不至极上、下不至极下，第为辟肝中之寒邪而已。食谷欲呕者，肝受寒邪上攻其胃，不食谷则肝气犹舒，食谷则肝不能容而欲呕，与胃虚之有反胃迥殊，故非吴茱萸汤不治。夫肝邪上攻，则胃病为木乘土，下迫则肾病为子传母，迫子传母则吐利交作，而不只一吐矣，少阴自病下利已耳，未必兼吐，吐而利矣，未必兼逆冷烦躁吐利，而且手足逆冷烦躁欲死，非肝邪盛极而何！此时疗之，舍吴茱萸汤亦别无他法也。

按：上两节之议论，一主胃，一主肝。究之吴茱萸汤之实用，乃肝胃同治之剂也。至于此证烦躁欲死，非必因肝邪盛极，实因寒邪阻塞而心肾不交也。盖人心肾之气，果分毫不交，其人即危不旋踵，至于烦躁欲死其心肾几分毫不交矣。夫心肾之所以相交者，实赖脾胃之气上下通行，是以内炼家以肾为婴儿，心为姹女，婴儿姹女相合，必赖黄婆为媒，黄婆者脾胃也。是以少阴他方中皆用干姜，而吴茱萸汤中则重用生姜至六两，取其温通之性，能升能降（生姜善发汗，是其能升；善止呕吐，是其能降），以开脾胃凝滞之寒邪，使脾胃之气上下通行，则心肾自能随脾胃气化之升降而息息相通矣。

少阴病苦酒汤证

《伤寒论》原文：少阴病，咽中伤，生疮，不能语言，声不出者，苦酒汤主之。

王和安曰：此西人所谓扁桃炎也。扁桃在咽喉两旁，中有缩筋，食物入咽，即以收缩作用，压迫食物下咽，同时收提气管，免食物窜入。扁桃体内有分泌腺，由少阴经从心系上夹咽之脉下通心肾，平人肾脏真气含液循经达咽，由扁桃腺分泌而出，咽润则食管滑利易于下食，咽润则声带得其滋养而发声清彻。今少阴心热上迫，则扁桃体肿大而喉塞，气不得出，扁桃之分泌失职，声带枯梗，不能语言，久则瘀血结合热力，胀裂脉管腺管，腐化脓臭，则成喉痛，其因误食渣滓而刺伤者，亦与喉痛同例。

【苦酒汤】 半夏（洗，破如枣核大，十四枚） 鸡子（一枚，去黄，纳上苦酒，着鸡子壳中）

上两味，纳半夏苦酒中，以鸡子壳置刀环中，安火上，令三沸，去滓，少少含咽之。不瘥，更作三剂。

按： 苦酒即醋也，《论语》又名为醯。又方中枣核当作枣仁，不然，破半夏如枣核大十四枚，即鸡子空壳亦不能容，况鸡子壳中犹有鸡子清与苦酒乎？

又按： 古用半夏皆用生者，汤洗七次即用，此方中半夏宜用生半夏先破之，后用汤洗，始能洗出毒涎。

唐容川曰：此节所言生疮，即今之喉痛、喉蛾，肿塞不得出声，今有用刀针破之者，有用巴豆烧焦烙之者，皆是攻破之使不壅塞也。仲景用生半夏正是破之也，余亲见治重舌敷生半夏立即消破，即知咽喉肿闭亦能消而破之矣。且半夏为降痰要药，凡喉肿则痰塞，此仲景用半夏之妙，正是破之又能去痰，与后世刀针、巴豆等方较见精密，况兼蛋清之润，苦酒之泻，真妙法也。

少阴病白通汤证及白通加猪胆汁汤证

《伤寒论》原文：少阴病，下利，白通汤主之。

【白通汤方】 葱白（四茎） 干姜（一两） 附子（一枚，生用，去皮，破八片）

上三味，以水三升，煮取一升，去滓，分温再服。

下利固系少阴有寒，然实与脾胃及心脏有关，故方中用附子以暖肾，用干姜以暖脾胃，用葱白以通心肾之气，即引心君之火下济（天道下济而光明），以消肾中之寒也。

《伤寒论》原文：少阴病，下利，脉微者，与白通汤。利不止，厥逆无脉，干呕烦者，白通加猪胆汁汤主之。服汤，脉暴出者死，微续者生。

【白通加猪胆汁汤方】 葱白（四茎） 干姜（一两） 附子（一枚，生用，去皮，破八片） 人尿（五合） 猪胆汁（一合）

以上三味，以水三升，煮取一升，去滓，纳胆汁、人尿，和令相得，分温再服。若无胆汁，亦可用。

张令韶曰：脉始于足少阴肾，主于手少阴心，生于足阳明胃。少阴下利脉微者，肾中之生阳不升也，与白通汤以启下陷之阳，若利不止、厥逆无脉、干呕烦者，心无所主、胃无所生、肾无所始也。白通汤三面俱到，加猪胆汁、人尿，调和后入，生气俱在，为效倍速，苦咸合为一家，入咽之顷，苦先入心，即随咸味而直交于肾，肾得心君之助，则生阳之气升。又有附子在下以启之，干姜从中以接之，葱白在上以通之，利止厥回，不烦不呕，脉可微续，危证必仗此大力也。若服此汤后，脉不微续而暴出，灯光回焰，药亦无如

之何矣。

按：此节较前节所言之病为又重矣。而于白通汤中加人尿、猪胆汁，即可挽回者，此中原有精微之理在也。人尿原含有脏腑自然之生气。

愚友毛仙阁之侄病霍乱，六脉皆闭，两目已瞑，气息已无，舁诸床上，仙阁以手掩其口鼻觉仿佛仍有呼吸，灌水少许，似犹知下咽。乃急用现接之童便，和朱砂细末数分灌之，须臾顿醒，则人尿之功效可知矣。

至于猪胆汁，以人之生理推之，原少阳相火之所寄生，故其味甚苦，此与命门相火原有先后天之分，当此元阳衰微、命门相火将绝之时，而以后天助其先天，西人所谓脏器疗法也。且人尿与猪胆汁之性皆凉，加于热药之中以为引导，则寒凉凝聚之处自无格拒，此又从治之法也。

其脉暴出者，提纲中以为不治，以其将脱之脉象已现也。而愚临证数十年，于屡次

实验中，得一救脱之圣药，其功效远过于参芪，而自古至今未有发明，其善治脱者其药非他，即山萸肉一味大剂煎服也。盖无论上脱、下脱、阴脱、阳脱，奄奄一息，危在目前者，急用生净萸肉（药房中恒有将酒浸萸肉蒸熟者，用之无效）三两，急火煎浓汁一大碗，连连温饮之，其脱即止，脱回之后，再用萸肉二两，生怀山药一两，真野台参五钱煎汤一大碗，复徐徐温饮之，暴脱之证约皆可救愈。想此节所谓脉暴出者用之亦可愈也。夫以愚之管窥蠡测，较之仲师何异莹火之比皓月！然吾人生古人之后，贵发古人所未发，不可以古人之才智囿我，实贵以古人之才智启我，然后能于医学有进步也。

少阴病真武汤证

《伤寒论》原文：少阴病，二三日不已，至四五日，腹痛，小便不利，四肢沉重疼痛，自下利者，此为有水气。其人或咳，或小便利，或下利，或呕者，真武汤主之。

【真武汤方】 茯苓　芍药　生姜（切）（各三两）　白术（二两）　附子（一枚，炮，去皮，破八片）

上五味，以水八升，煮取三升，去滓，温服七合，日三服。若咳者，加五味子半升，细辛、干姜各一两；若小便利者，去茯苓；若下利者，去芍药，加干姜二两；若呕者，去附子，加生姜，足前成半斤。

罗东逸曰：真武者，北方司水之神也，以之名汤者，藉以镇水之义也。夫人一身制水者脾，主水者肾也。肾为胃关，聚水而从其类，倘肾中无阳，则脾之枢机虽运，而肾之关门不开，水即欲行以无主制，故泛溢妄行而有是证也。用附子之辛温壮肾之元阳，则水有所主矣。白术之温燥，建立中土，则水有所制矣。生姜之辛散，佐附子以补阳，于补水中寓散水之意。茯苓之渗淡，佐白术以建土，于制水中寓利水之道焉。而尤重在芍药之苦降，其旨甚微。盖人身阳根于阴，若徒以辛热补阳，不少佐以苦降之品，恐真阳飞越矣。芍药为春花之殿，交夏而枯，用之以亟收散漫之阳气而归根。下利减芍药者，以其苦降涌泻也。加干姜者，以其温中胜寒也。水寒伤肺则咳，加细辛、干姜者，胜水寒也。加五味子者，收肺气也。小便利者，去茯苓，恐其过利伤肾也。呕者，去附子倍生姜，以其病非下焦，水停于胃，所以不须温肾以行水，只当温胃以散水，且生姜功能止呕也。

少阴病通脉四逆汤证

《伤寒论》原文：少阴病，下利清谷，里寒外热，手足厥逆，脉微欲绝，身反不恶寒，其人面赤色，腹痛，或干呕，或咽痛，或利止脉不出者，通脉四逆汤主之。

【通脉四逆汤】甘草（二两，炙）　附子（大者一枚，生用，去皮，破八片）　干姜（三两，强人可四两）

上三味，以水三升，煮取一升二合，去滓，分温再服，其脉即渐而出者愈（非若暴出者之自无而忽有、既有而仍无，如灯火之回焰也）。面赤色者，加葱九茎；腹中痛者，

去葱，加芍药二两；呕者，加生姜二两；咽痛者，去芍药，加桔梗一两；利止脉不出者，去桔梗，加人参二两。病皆与方相应者，乃服之。

按：太阳篇四逆汤中干姜两半，以治汗多亡阳之证。至通脉四逆汤药味同前，惟将干姜加倍，盖因寒盛脉闭，欲藉辛热之力开凝寒以通脉也。面赤者加葱九茎（权用粗葱白切上九寸即可），盖面赤乃阴寒在下，逼阳上浮，即所谓戴阳证也。加葱以通其上下之气，且多用同于老阳之数，则阳可下归其宅矣。而愚遇此等证，又恒加芍药数钱，盖芍药与附子并用，最善收敛浮越之元阳下降也。

《金鉴》注曰：论中扶阳抑阴之剂，中寒阳微，不能外达，主以四逆；中外俱寒，阳气虚甚，主以附子；阴盛于下，格阳于上，主以白通；阴盛于内，格阳于外，主以通脉。是可知四逆运行阳气者也，附子温补阳气者也，白通宣通上下之阳者也，通脉通达内外之阳者也。今脉微欲绝，

里寒外热，是肾中阴盛格阳于外故主之也。倍干姜加甘草佐附子易名通脉四逆汤者，以其能大壮元阳，主持中外，共招外热，返之于内。盖此时生气已离，亡在俄顷，若仍以柔缓之甘草为君，何能疾招外阳，故易以干姜，然必加甘草、干姜等分者，恐涣漫之余，姜附之猛不能安养元气，所谓有制之师也。若面赤加葱以通格上之阳，腹痛加芍药以和在里之阴，呕逆加生姜以宣胃，咽痛加桔梗以利经，利不止脉不出气少者，加参以生元气而复脉也。

按： 通脉四逆汤，方中甘草亦有作三两者，故鉴注云云。

少阴病大承气汤证

《伤寒论》原文：少阴病，自利清水，色纯青，心下必痛，口干燥者，急下之，宜大承气汤。

按： 此证乃伏气之热窜入肝肾二经也。盖以肾主闭藏，肝主疏泄，肾为二便之关，肝又为肾行气，兹因伏气之热，窜入肾兼窜入肝，则肝为热助疏泄之力太过，即为肾行气之力太过，致肾关失其闭藏之用，而下利清水。且因肝热而波及于胆，致胆汁因热妄行，随肝气之疏泄而下纯青色之水。于斯肾水因疏泄太过而将竭，不能上济以镇心火，且肝木不得水气之涵濡，则在下既过于疏泄，在上益肆其横恣，是以心下作痛、口中干燥也。此宜急下之，泻以止泻，则肾中之真阴可回，自能上济以愈口中干燥、心下作痛也。

张拱端曰：民国十五年秋季，发生痢疾，见有一男子得痢，利时极其闭迫后重，惟利下清水色青无脓血。医者均作痢疾治之不效，余治亦不效，数日即死。后阅至此条，始知为少阴急下之证，最为恶候，非秋痢也。其于秋时常痢中，单现一少阴急下之特别下利甚矣，医之难于知病也。

按： 少阴病纯下青色之水，愚亦未见，然观张氏所遇之证，治以他药皆不愈，则宜以大承气汤下之无疑矣。且此节之前有少阴病得之二三日，口燥咽干者，急下之，宜大承气汤。及后节少阴病六七日，腹胀不大便者，急下之，宜大承气汤。想此二节，仲师亦皆言急下，若不急下，当亦若纯下青水者，其危险即在目前。若仲师者，宜其为医中之圣也。

按：方书有奇恒痢，张隐庵谓系三阳并至，三阴莫当，九窍皆塞，阳气旁溢，咽干喉塞，痛并于阴，则上下无常，薄为肠澼，其脉缓小迟涩，血温身热者死，热见七日者死。盖因阳气偏盛，阴气受伤，是以脉小迟涩，此证宜急用大承气汤泻阳养阴，缓则无效。夫奇恒痢病，未知所下者奚似，而第即其脉象缓小迟涩，固与少阴病之脉微细者同也。其咽干喉塞，痛并于阴，又与此节之心下痛、口中干燥者同也。隐庵谓宜急服大承气汤，又与此节之急下之宜大承气者同也。是奇恒痢者，不外少阴下利之范围，名之为奇恒痢可也，名之为少阴下利亦无不可也。

《伤寒论》原文：少阴病，下利，脉微涩，呕而汗出，必数更衣，反少者，当温其上，灸之（注家谓宜灸百会穴）。

张拱端曰：此节言少阴为阴阳气血所资生，其生由下而上，以结少阴全篇之义。经云少阴为枢，是言少阴之阴阳水火循环相生，以少阴为枢纽也。其阴中潜阳，阳中潜阴，上火下水是其体，水火相衔是其用，于卦为坎离，于人身属先天后天，造化寄在坎离，故又为阴阳所资始，气血所资生，而其资始资生，悉由下而上，犹水气腾而为云，云行雨施，而后品物流行也。仲师以下利反少，为阳复于下，取灸之，引生气上行以结全篇之义，此理放之则弥六合，卷之则退藏于密，非常人所易窥测也。

厥阴病提纲及意义

传经之次第，由少阴而厥阴。厥阴者，肝也，肝为厥阴之腑，而肝膈之下垂，与包肾之脂膜相连者，即厥阴之经也。为其经与少阴经之脂膜相连，是以由少阴可传于厥阴。

厥者逆也，又尽也，少阴自少阳、太阴传来，而复逆行上传于肝，且经中气化之相传至此，又复阴尽而阳生也，是以名为厥阴也。

《伤寒论》原文：厥阴之为病，消渴，气上撞心，心中疼热，饥而不欲食，食则吐蛔。下之利不止。

《内经》谓：厥阴之上，风气主之，中见少阳。少阳者，肝中所寄之少阳相火也。为肝中寄有相火，因外感之激发而暴动，是以消渴。相火挟肝气上冲，是以觉气上撞心，心中疼且热也。凡人之肝热者，胃中亦恒有热，胃中有热能化食，肝中有热又恒欲呕，是以饥而不欲食。至于肠中感风木兼少阳之气化，原能生蛔，因病后懒食，肠中空虚，蛔无所养，偶食少许，蛔闻食味则上来，是以吐蛔也。至误下之利不止者，因肝受外感正在不能疏泄之时（经谓肝主疏泄），适有降下之药为向导，遂至为肾过于行气（肝行肾之气）而疏泄不已。

厥阴病乌梅丸证

《伤寒论》原文：伤寒，脉微而厥，至七八日肤冷，其人躁无暂安时者，此为脏厥，非蛔厥也。蛔厥者，其人当吐蛔，今病者静而复时烦者，此为脏寒，蛔上入其膈，故烦，须臾复止，得食而呕，又烦者，蛔闻食臭出，其人当自吐蛔。蛔厥者，乌梅丸主之。又主久利。

陈修园曰：此借少阴之脏厥托出厥阴之蛔厥，是明托法。节末补出又主久利四字，言外见本经厥利相因，取乌梅丸为主，分之为蛔厥一证之专方，合之为厥阴各证之总方，以主久利，而托出厥阴之全体，是暗托法。以厥阴证非厥即利，此方不特可以治厥，而并可以治利。凡阴阳不相顺接、厥而下利之证，亦不能舍此而求方。又凡厥阴之变证不一，无论见虫不见虫，辨其气化不拘形迹，皆可统以乌梅丸主之。

【乌梅丸方】乌梅（三百个）细辛（六两）干姜（十两）

黄连（一斤） 当归（四两）
附子（六两，炮，去皮） 蜀椒（四两，炒出汗） 人参（六两） 黄柏（六两） 桂枝（六两）

上十味，异❶捣筛，合治之，以苦酒渍乌梅一宿，去核，蒸之五升米下，饭熟捣成泥，和药令相得，纳臼中，与蜜杵二千下，丸如梧桐子大。先食饮服十丸，日三服。稍加至二十丸。禁生冷、滑物、臭食等。

陈元犀曰：通篇之眼目，在"此为脏寒"四字。言见证虽有风木为病，相火上攻，而其脏则为寒。何也？厥阴为三阴，阴之尽也，《周易》震卦，一阳居二阴之下，为厥阴本象。病则阳逆于上，阴陷于下，饥不欲食，下之利不止，是下寒之确征也。消渴，气上撞心，心中疼热，吐蛔，是上热之确征也。方用乌梅，渍以苦酒，顺曲直作酸之本性，逆者顺之，还其所固有，去其所本无，治之所以臻于上理也。桂、椒、辛、附辛温之品，导逆上之火，以还震卦下一画之奇，黄连、黄柏苦寒之品，泻心胸之热，以还震卦上四画之偶，又佐以人参之甘寒，当归之甘温，干姜之辛温，三物合用，能令中焦受气取汁，而乌梅蒸于米下，服丸送以米饮，无非养中焦之法，所谓厥阴不治，求之阳明者此也。此为厥阴证之总方，注家第谓蛔得酸则静，得辛则伏，得苦则下，犹浅乎测乌梅丸也。

按： 厥阴一篇，病理深邃，最难疏解。注家以经文中有阴阳之气不相顺接之语，遂以经解经，于四肢之厥逆，即以阴阳之气不相顺接解之，而未有深究其不相顺接之故，何独在厥阴一经者。盖肝主疏泄，原为风木之脏，于时应春，实为发生之始。肝膈之下垂者，又与气海相连，故能宣通先天之元气，以敷布于周身，而周身之气化，遂无处不流通也。至肝为外感所侵，其疏泄之力顿失，致脏腑中之气化不能传达于外，是以内虽蕴有实热，而四肢反逆冷，此所谓阴阳之气不相顺接也。至于

————

❶ 异：分别。

·110·

病多呕吐者，亦因其疏泄之力外无所泻，遂至蓄极而上冲胃口，此多呕吐之所以然也。又胃为肝冲激不已，土为木伤，中气易漓，是以间有除中之病。除中者，脾胃之气已伤尽，而危在目前也。至于下利亦未必皆因脏寒，其因伏气化热窜入肝经，遏抑肝气太过，能激动其疏泄之力上冲，亦可激动其疏泄之力下注以成下利，然所利者必觉热而不觉凉也。试举一治验之案以明之。

辽宁刘允卿，寓居天津河东，年近四旬，于孟秋得吐泻证，六日之间勺饮不存，一昼夜间下利二十余次，病势危急莫支。延为诊治，其脉象微细，重按又似弦长，四肢甚凉，周身肌肤亦近于凉，而心中则甚觉发热，所下利者亦觉发热，断为系厥阴温病，在《伤寒论》中即为厥阴伤寒（《伤寒论》开端处，曾提出温病，后则浑名之为伤寒）。惟其呕吐殊甚，无论何药，入口即吐出，分毫不能下咽，实足令医者

束手耳。因问之曰：心中既如此发热，亦想冰吃否？答曰：想甚，但家中人驳阻不令食耳。愚曰：此病已近垂危，再如此吐泻一昼夜，即仙丹不能挽回，惟用冰膏搀生石膏细末服之，可以止吐，吐止后泻亦不难治矣。遂立主买冰搅凌若干，搀生石膏细末两许服之，服后病见愈，可服稀粥少许，下利亦见少。翌日复为诊视，四肢已不发凉，身亦微温，其脉大于从前，心中犹觉发热，有时仍复呕吐。俾再用生石膏细末一两，搀西瓜中服之，呕吐从此遂愈。翌日再诊其脉，热犹未清，心中虽不若从前之大热，犹思食凉物，懒于饮食，其下利较前已愈强半。遂为开白虎加人参汤，方中生石膏用二两，野台参三钱，用生杭芍六钱以代知母，生山药六钱以代粳米，甘草则多用至四钱，又加滑石六钱。方中如此加减替代者，实欲以之清热，又欲以之止利也。俾煎汤两盅，分两次温饮下，

病遂痊愈。

此于厥阴温病如此治法，若在冬令，遇厥阴伤寒之有实热者，亦可如此治法。盖厥阴一经，于五行属木，其性原温，而有少阳相火寄生其间，则温而热矣。若再有伏气化热窜入，以激动其相火，原可成极热之病也。夫石膏与冰膏、西瓜并用，似近猛浪，然以愚之目见耳闻，因呕吐不止而废命者多矣，况此证又兼下利乎？此为救人之热肠所迫，于万难挽救之中，而拟此挽救之奇方，实不暇计其方之猛浪也。若无冰膏、西瓜时，或用鲜梨切片，蘸生石膏细末服之，当亦不难下咽而止呕吐也。

厥阴病白虎汤证

《伤寒论》原文：伤寒脉滑而厥者，里有热也，白虎汤主之。

太阳篇白虎汤证，脉浮滑是表里皆有热也。此节之白虎汤证，脉滑而厥，是里有热表有寒也，此所谓热深厥深也。

愚遇此等证，恒先用鲜白茅根半斤切碎，煮四五沸，取汤一大碗，温饮下，厥回身热，然后投以白虎汤，可免病家之疑，病人亦敢放胆服药。若无鲜茅根时，可以药房中干茅根四两代之。若不用茅根时，愚恒治以白虎加人参汤，盖取人参能助人生发之气，以宣通内热外出也。

厥阴病当归四逆汤及加吴茱萸生姜汤证

《伤寒论》原文：手足厥寒，脉细欲绝者，当归四逆汤主之。若其人内有久寒者，宜当归四逆加吴茱萸生姜汤主之。

沈尧封曰：叔和释脉法，细极谓之微，即此之脉细欲绝，即与脉微相浑。不知微者，薄也，属阳气虚，细者小也，属阴血虚，薄者未必小，小者未必薄也。盖荣行脉中，阴血虚则实其中者少，脉故小；卫行脉外，阳气虚则约乎外者怯，脉故薄。况前人用微字，多取薄字意，试问：微云淡河汉，薄乎？细乎？故少阴论中脉微欲绝，用通脉四逆主治回阳之剂也。此之脉细欲绝，用当归四逆主治补血之剂也。两脉阴阳各异，岂堪混释！

【当归四逆汤方】 当归（三两） 桂枝（去皮，三两） 芍药（三两） 细辛（三两） 大枣（二十五枚，擘） 甘草（二两，炙） 通草（二两）

上七味，以水八升，煮取三升，去滓，温服一升，日三服。

【当归四逆加吴茱萸生姜汤方】 即前方加吴茱萸半升❶，生姜三两❷，以水六升，清酒六升和，煮取五升，去滓，分温五服。

王和安曰：厥阴经气来自足少阴经，宣于手太阴经，成循环不息之常度。若以血寒自郁于脏，脉象应有弦凝之征。今脉细欲绝，可知少阴经气来源先虚，及复本经受脏寒之感，则虚寒转甚，细而欲绝也。治以当归四逆汤，意在温肝通郁，而必以桂枝、白芍疏浚经气之源，细辛、通草畅达经气之流，内有凝寒，重加吴茱萸、生姜，温经通气，仍加入原方以全其用，解此则治经气之定义可三反矣。

厥阴病白头翁汤证

《伤寒论》原文：热利下重者，白头翁汤主之。

【白头翁汤方】 白头翁（二两） 黄连 黄柏 秦皮（各三两）

上四味，以水七升，煮取二升，去滓，温服一升，不愈，更服一升。

陈古愚曰：下重者，即《内经》所谓"暴注下迫，皆属于热"之旨也。白头翁临风偏静，特立不挠，用以为君者，欲平走窍之火，必先定摇动之风也。秦皮浸水青蓝色，得厥阴风木之化，故用为臣，以黄连、黄柏为佐使者，其性寒能除热，其味苦又能坚也。总使风木遂其上行之性，则热利下重自除，风火不相煽而燎原，则热渴饮水自止。

---

❶ 吴茱萸半升：《伤寒论》作"吴茱萸二升"。

❷ 生姜三两：《伤寒论》作"生姜半斤，切"。

《金鉴》注曰：三阴俱有下利证，自利不渴属太阴，自利渴属少阴。惟厥阴下利，属寒者厥而不渴，下利清谷；属热者消渴，下利后重，便利脓血。此热利下重，乃郁热奔逼广肠、魄门重滞难出。初痢用此法以寒治热，久痢则宜用乌梅丸，随所利而从治之，调其气使之平也。

按： 白头翁一名独摇草，后世本草谓其无风自摇，有风反安然不动。愚初甚疑之，草木之中，何曾见有有风不动，无风反自摇者乎？乃后登本邑古城址基，见其背阴多长白头翁，细察其状，乃恍悟其亦名独摇草之所以然也。盖此物茎粗如箸，而高不盈尺，其茎四面生叶与艾叶相似，而其蒂则细而且软，微有风吹，他草未动而其叶已动，此其无风自摇也；若有大风，其茎因粗而且短，是以不动，而其叶因蒂细软顺风溜于一边，无自反之力，亦似不动，此所谓有风不动也。事非亲见，又安知本草之误哉！盖此物生冈阜之阴而性凉，原禀有阴性，而感初春少阳之气即突然发生，正与肝为厥阴，而具有升发之气者同也。为其与肝为同气，故能升达肝气，清散肝火，不使肝气挟热下迫以成下重也。且其头生白茸，叶上亦微有白毛，原兼禀西方之金气，故又善镇肝而不使肝木过于横恣也。至于又加连、柏、秦皮为之佐使，陈氏论中已详言其义，无庸愚之赘语也。

又按： 白头翁汤所主之热利下重，当自少阴传来，不然则为伏气化热窜入厥阴，其证虽热，而仍非外感大实之热，故白头翁汤可以胜任。乃有病在阳明之时，其病一半入腑，一半由经而传于少阳，即由少阳入厥阴而为腑脏之相传。则在厥阴者既可成厥阴热利之下重，而阳明腑中稽留之热，更与之相助而为虐，此非但用白头翁汤所能胜任矣。愚遇此等证，恒将白头翁、秦皮加于白虎加人参汤中，则莫不随手奏效也。

曾治一中年妇人，于孟春感冒风寒，四五日间延为诊治。其左脉弦而有力，右脉洪而有力，舌苔白而微黄，心中热而且渴，下利脓血相杂，里急后重，一昼夜二十余次，即其左右之脉象论之，断为阳明厥阴合并病。有一医者在座，疑而问曰：凡病涉厥阴，手足多厥逆，此证则手足甚温何也？答曰：此其所以与阳明并病也，阳明主肌肉，阳明腑中有热，是以周身皆热，而四肢之厥逆，自不能于周身皆热时外现也。况厥阴之病，即非杂以阳明，亦未必四肢皆厥逆乎！医者深疑愚言，与病家皆求速为疏方，遂为立方如下。

生石膏（三两，捣细）　生杭芍（八钱）　生怀山药（八钱）野台参（四钱）　白头翁（八钱）秦皮（六钱）　天花粉（八钱）甘草（三钱）

上药八味，共煎三盅，分三次温饮下。

方中之义是合白虎加人参汤与白头翁汤为一方，而又因证加他药也。白虎汤中无知母者，方中芍药可代知母也。盖芍药既能若知母之退热滋阴，而又善治下利者之后重也。无粳米者，方中生山药可代粳米也，盖山药汁浆浓郁，既可代粳米和胃，而其温补之性，又能助人参固下也。至于白头翁汤中无黄连、黄柏者，因与白虎汤并用，有石膏之寒凉，可省去连、柏也。又外加天花粉者，因其病兼渴，天花粉偕同人参最善生津止渴。将此药三次服完，诸病皆减三分之二。再诊其脉仍有实热未清，遂于原方中加滑石五钱，利其小便，正所以止其大便，俾仍如从前煎服，于服汤药之外，又用鲜白茅根半斤煎汤当茶，病遂痊愈。

不分经之病烧裈散证理中丸证竹叶石膏汤证

伤寒病六经分治之外，又有不分经之病，附载于伤寒分经之后者，又宜择其紧要者，详为诠解，而后学治伤寒者，自能应变无穷也。

《伤寒论》原文：伤寒阴阳易之为病，其人身体重，少气，少腹里急，或引阴中拘挛，热上冲胸，头重不欲举，眼中生花，膝胫拘急者，烧裈散主之。

【烧裈散方】妇人中裈近阴处，取烧作灰。

上一味，水服方寸匕，日三服，小便即利，阴头微肿，此为愈矣。妇人病，取男子裈，烧灰服。

张隐庵曰：裈裆，乃阴吹注精之的，盖取彼之余气，却彼之余邪，邪毒原从阴入，复使之从阴以出。故曰小便利、阴头微肿即愈。

王和安曰：人身正阳充满，气血盈溢，对于外邪富有抵抗力，诸邪莫入。交媾时冲任督三脉气血之一部顿虚，则有受邪之余地矣。伤寒新瘥人，病菌在气血者，虽多从表里汗下除去，而潜于骨髓者无由发泄，必俟正气充盈，以白血球捕菌之力，久久搜捕而排泄之，菌邪乃尽。新瘥之人，骨髓中未泄之菌欲泄不能，必乘交媾时以灵能作用随精发泄，此时乘彼交媾，人三脉顿虚，注射而入，其人虚气被郁，自身重少气。膜中寒燥，自少腹里急，牵引阴筋为之拘挛。脉中郁热积盛上浮，循冲由前上胸，为热上冲胸。循督由后上脑，为头重不举，眼中生花。其循任脉由内上心为烦，上口为疮者较少，以任脉血下行稍资敌御，不如冲督之精血上行之势顺也。但以邪集少腹，郁阻任脉血，不能下行温足，必渐至膝胫拘急。此时治法，应审三脉，菌集孰多，郁热孰甚，谅以鹿角治督、黄柏治冲、龟板通任，阴挛加荔核、川楝，筋结加羚羊、犀角，膝胫拘急、眼中生花加牛膝、杏仁，于清热解郁中，加苁蓉、车前、土茯苓等利窍，引毒从前阴去。此云烧裈散主之，以裈近阴处，常有余精流著，取之以烧灰入药，可引药力直达精所，泄菌出自前阴，犹治血热用尿，可引药力直达血分，引热泄于尿窍也。陈修园谓，治此证以大剂加入烧裈散易效，诚善读圣书也。

按： 王氏之论甚精细，其论用药处亦佳，然愚对于此证，又另有作引之药，可与烧裈散并用，其药非他，血余炭是也。盖血余原心血所生，为炭服之能自还原化，此证以之作引，有以心济肾之义也。且其性又善利小便，更可引阴中所受之邪自小便出也。

《伤寒论》原文：大病瘥后，喜唾，久不了了，胸上有寒，当以丸药温之，宜理中丸。

【**理中丸方**】人参　甘草（炙）　白术　干姜（各三两）

上四味，捣筛，蜜和为丸，如鸡子黄许大，以沸汤数合和一丸，研碎，温服之，日三夜二服。腹中未热，益至三四丸，然不及汤。汤法：以四物依两数切，用水八升，煮取三升，去滓，温服一升，日三服。若脐上筑者，肾气动也，去术加桂四两。吐多者，去术加生姜三两。下多者，还用术。悸者，加茯苓二两。渴欲饮水者，加术足前成四两半。

腹中痛者，加人参足前成四两半。寒者，加干姜足前成四两半。腹中满者，去术加附子一枚。服汤后，如食顷，饮热粥一升许，微自温，勿发揭衣被。

此病时服凉药太过，伤其胃中之阳，致胃阳虚损不能运化脾脏之湿，是以痰饮上溢而喜唾，久不了了也。故方中用人参以回胃中之阳，其补益之力，且能助胃之腘动加数，自能运化脾中之湿使之下行。而又辅以白术，能健脾又能渗湿。干姜以能暖胃又能助相火以生土。且又加甘草以调和诸药，使药力之猛者，得甘草之缓而猛力悉化；使药性之热者，得甘草之甘而热力愈长也。至于方后诸多加减，又皆各具精义，随诸证之变化，而遵其加减诸法，用之自能奏效无误也。

《伤寒论》原文：伤寒解后，虚羸少气，气逆欲吐者，竹叶石膏汤主之。

【**竹叶石膏汤方**】竹叶（二把）　石膏（一斤）　半夏（半升，洗）　麦门冬（一升，去

心) 人参 (三两) 甘草 (二两, 炙) 粳米 (半升)

上七味，以水一斗，煮取六升，去滓，纳粳米，煮米熟，汤成，去米，温服一升，日三服。

前节是病时过用凉药伤其阳分。此节是病时不能急用凉药以清外感之热致耗阴分。且其大热虽退，仍有余热未清，是以虚羸少气，气逆欲吐，此乃阴虚不能恋阳之象，又兼有外感之余热为之助虐也。故方中用竹叶、石膏以清外感之热，又加人参、麦冬协同石膏以滋阴分之亏，盖石膏与人参并用，原有化合之妙，能于余热未清之际立复真阴也。用半夏者，降逆气以止吐也。用甘草、粳米者，调和胃气以缓石药下侵也。自常情观之，伤寒解后之余热，何必重用石膏，以生地、玄参、天冬、麦冬诸药亦可胜任，然而甘寒留邪，可默酿痨瘵之基础，此又不可不知也。

附温病遗方

《伤寒论》中原有温病，浑同于六经分篇之中，均名之为伤寒，未尝明指为温病也。况温病之原因各殊，或为风温，或为湿温，或为伏气成温，或为温热，受病之因既不同，治法即宜随证各异。有谓温病入手经不入足经者，有谓当分上、中、下三焦施治者，皆非确当之论，斟酌再四，惟仍按《伤寒论》六经分治乃为近是。

太阳经

有未觉感冒，身体忽然酸软，懒于动作，头不疼，肌肤不热，似稍畏风，舌似无苔而色白，脉象微浮，至数如常者，此乃受风甚轻，是以受时不觉也，宜用轻清辛凉之剂发之。

【处方】薄荷叶 (三钱) 连翘 (三钱) 大葱白 (三寸)

上药三味，共煎汤七八沸，取清汤一大盅，温服下，周身得汗即愈。

薄荷之成分，含有薄荷脑，辛凉芬芳，最善透窍，内而脏腑，外而皮毛，凡有风邪匿藏，皆能逐之外出，惟其性凉，故于感受温风者最宜。古原名苛，古人少用之，取其苛辣之味以调和菜蔬，是以当汉季时，犹不知以之入药，是以《伤寒论》诸方未有用薄荷者。自后世视之，不知论世知人，转谓仲师方中不用薄荷，是薄荷原非紧要之药。不然则谓薄荷原系辛凉之品，宜于温病而不宜于伤寒者，皆非通论也。惟煮汤服之，宜取其轻清之气，不宜过煎（过煎即不能发汗），是以以之煎汤，只宜七八沸。若与难煎之药同煎，后入可也。连翘为轻清宣散之品，其发汗之力不及薄荷，然与薄荷同用，能使薄荷发汗之力悠长（曾治一少年受感冒，俾单用连翘一两，煮汤服之，终宵微汗不竭，病遂愈，其发汗之力和缓兼悠长可知）。葱之形中空，其味微辣微甘，原微具发表之性，以旋转于营卫之间，故最能助发表之药以调和营卫也。

有受风较重，不但酸软懒动，且觉头疼，周身骨节皆疼，肌肤热，不畏风，心中亦微觉发热，脉象浮数似有力，舌苔白厚，宜于前方中去葱白，加天花粉八钱以清热，加菊花二钱以治头疼，惟煎汤时薄荷宜后入。

有其人预有伏气化热，潜伏未动，后因薄受外感之触动，其伏气陡然勃发，一时表里俱热，其舌苔白厚，中心似干，脉象浮而有洪象，此其病虽连阳明而仍可由太阳汗解也。

【处方】生石膏（一两，捣细）　天花粉（一两）　薄荷叶（钱半）　连翘（钱半）

上药四味，煎汤一大盅，温服得汗即愈，薄荷叶煎时宜后入。

或问：此方重用石膏、花粉，少用薄荷、连翘以为发表之剂，特恐石膏、花粉监制薄荷、连翘太过，服后不能作汗耳？答曰：此方虽为发表之剂，实乃调剂阴阳，听其自汗而非强发其汗也。盖此证原为伏气化热，偶为外感触动，遂欲达于表而外出，而重用凉药与之化合，犹如水沃冶红之铁，其蓬勃四达之热气原难遏抑。而复少用薄荷、连翘，为之解其外表之阻隔，则腹中所化之热气，自夺门而出，作汗而解矣。且此等汗，原不可设法为之息止，虽如水流漓而断无亡阴亡阳之虞，亦断无汗后不解之虞。此方原与《衷中参西录》寒解汤相似（寒解汤：生石膏一两，知母八钱，连翘、蝉蜕各钱半，今以知母多劣，故易以花粉，为蝉蜕发表之力稍弱，又易以薄荷叶）。二方任用其一，果能证脉无误，服后覆杯之顷，即可全身得汗。间有畏石膏之凉将其药先服一半者，服后亦可得汗，后再服其所余，则分毫无汗矣。因其热已化汗而出，所余之热无多也。即此之前后分服，或出汗或不出汗，可不深悟此药发汗之理乎？况石膏原硫氧氢钙化合，硫氧之原质，原具有发表之力也。有其人身体酸懒，且甚觉沉重，头重懒抬，足重懒举，或周身肌肤重按移时，微似有痕，或小便不利，其舌苔白而发腻，微带灰色，其脉浮而濡，至数如常者，此湿温也。其人或久居潮湿之地，脏腑为湿气所侵；或

值阴雨连旬，空气之中含水分过度；或因饮食不慎，伤其脾胃，湿郁中焦，又复感受风邪，遂成斯证，宜用药外解其表，内利其湿则病愈矣。

【处方】薄荷叶（三钱）连翘（三钱）小苍术（三钱）黄芩（三钱）木通（二钱）

上药五味，先将后四味水煎十余沸，再入薄荷煎七八沸，取清汤一大盅，温服之。若小便不利者，于用药之外，用鲜白茅根六两，去皮切碎，水煎四五沸，取其清汤以之当茶，渴则饮之。

若其人肌肤发热，心中亦微觉热者，宜去苍术加滑石八钱。

有温病初得作喘者，其肌肤不恶寒而发热，心中亦微觉发热，脉象浮而长者，此乃肺中先有痰火，又为风邪所袭也。宜用《伤寒论》麻杏甘石汤，而更定其分量之轻重。

【更定麻杏甘石汤方】生石膏（一两，捣细）麻黄（一钱）杏仁（二钱，去皮）甘草（钱半）

上四味，共煎汤一大盅（不先煎麻黄吹去浮沫者，因

所用只一钱，而又重用生石膏以监制之也），温服。若服后过点半钟，汗不出者，宜服西药阿斯必林一瓦，合中量二分六厘四分。若不出汗，仍宜再服，以服至出汗为度。盖风邪由皮毛而入，仍使之由皮毛而出也。

有温病旬日不解，其舌苔仍白，脉仍浮者，此邪入太阳之腑也，其小便必发黄。宜于发表清热药中，加清膀胱之药，此分解法也。今拟二方于下，以便用者相热之轻重而自斟酌用之。

【处方】滑石（一两） 连翘（三钱） 蝉蜕（去土、足，三钱） 地肤子（三钱） 甘草（二钱）

上药五味，共煎一大盅，温服。

【又方】生石膏（捣细，一两） 滑石（八钱） 连翘（三钱） 蝉蜕（去土、足，三钱） 地肤子（三钱） 甘草（二钱）

上药六味，共煎汤一大盅，温服。

有温病至七八日，六经已周，其脉忽然浮起，至数不数，且有大意者，宜用辛凉之剂助之达表而汗解。

【处方】玄参（一两） 寸麦冬（带心，五钱） 连翘（二钱） 菊花（二钱） 蝉蜕（去土、足，二钱）

上药五味，共煎汤一大盅，温服。用玄参者，恐温病日久伤阴分也。

有温病多日，六经已周，脉象浮数而细，关前之浮尤甚，其头目昏沉，恒作谵语，四肢且有扰动不安之意，此乃外感重还太阳欲作汗也。其所欲汗而不汗者，因阴分太亏，不能上济以应阳也。此证若因脉浮而强发其汗，必凶危立见，宜用大滋真阴之品，连服数剂，俾脉之数者渐缓，脉之细者渐大，迨阴气充长，能上升以应其阳，则汗自出矣。

【处方】生地黄（一两） 生怀山药（一两） 玄参（一两） 大甘枸杞（一两） 生净萸肉（六钱） 柏子仁（六钱） 生枣仁（六钱，捣碎） 甘草（三钱）

上药八味，水煎一大碗，候五分钟，调入生鸡子黄二枚，徐徐温饮之，饮完一剂再煎一剂，使昼夜药力相继不断，三剂之后，当能自汗。若至其时，汗仍不出者，其脉不似从前之数细，可仍煎此药送服西药阿斯必林一瓦，其汗即出矣。

或问：山萸肉原具酸敛之性，先生所定来复汤尝重用之以治汗出不止，此方原欲病者服之易于出汗，何方中亦用之乎？答曰：此中理甚精微，当详细言之。萸肉为养肝熄风之要药，此证四肢之骚扰不安，其肝风固已动也，此方中用萸肉之本意也。若虑用之有妨于出汗，是犹未知萸肉之性。盖萸肉之味至酸，原得木气最全，是以酸敛之中大具条畅之性，《本经》谓其逐寒湿痹是明征也。为其味酸敛也，故遇元气不能固摄者，用之原可止汗；为其性条畅也，遇肝虚不能疏泄者，用之又善出汗。如此以用萸肉，是皆得之临证实验之余，非但凭诸理想而云然也。若果服药数剂后，其脉渐有起色，四肢不复扰动，即去萸肉亦无妨，其开始服药时，萸肉则断不能去也。

有未病之先，心中常常发热，后为外感触发，则其热益甚，五心烦躁，头目昏沉，其舌苔白厚，且生芒刺，其口中似有辣味，其脉浮数有力者，此伏气化热已入心包，而又为外感束其外表，则内蕴之热益甚，是以舌有芒刺且觉发辣也。宜用凉润清散之剂，内清外解，遍体得透汗则愈矣。

【处方】鲜地黄（一两）玄参（一两）天花粉（一两）知母（五钱）寸麦冬（带心，五钱）西药阿斯必林（两瓦）

上药先煎前五味，取清汤两大盅，先温服一大盅，送服阿斯必林一瓦。若服一次后汗未出，热亦未消者，可再温服一盅，送服阿斯必林一瓦。若汗已出热未尽消者，药汤可如前服法，阿斯必林宜斟酌少服。

临证随笔

盐山西门里范文焕，年五十余，素有肺痨，发时咳嗽连连，微兼喘促。仲夏末旬，喘发甚剧，咳嗽昼夜不止，且呕血甚多。延医服药十余日，咳嗽呕血，似更加剧，意莫能支。适愚自沧回籍，求为诊治，其脉象洪而微数，右部又实而有力，视其舌苔白厚欲黄，问其心中甚热，大便二三日一行，诊毕，断曰：此温病之热，盘踞阳明之腑，逼迫胃气上逆，因并肺气上逆，所以咳喘连连，且屡次呕血也。治病宜清其源，若将温病之热治愈，则咳喘、呕血不治自愈矣。其家人谓，从前原不觉有外感，即屡次延医服药，亦未尝言有外感，何以先生独谓系温病乎？答曰：此病脉象洪实，舌苔之白厚欲黄，及心中之发热，皆为温病之显征。其初不觉有外感者，因此乃伏气化热而为温病。其受病之原因，在冬令被寒，伏于三焦脂膜之中，因春令阳盛化热而发动，窜入各脏腑为温病。亦有迟至夏秋而发者，其证不必有新受之外感，亦间有薄受外感不觉，而伏气即因之发动者，《内经》所谓"冬伤于寒，春必病温"者此也。病家闻言悟会，遂为疏方：

生地（二两）　生石膏（一两）　知母（八钱）　甘草（一钱）　广犀角（三钱，另煎兑服）　三七细末（二钱，用水送服）

煎汤两茶盅，分三次温饮下，一剂而诸病皆愈。又改用玄参、贝母、知母、花粉、甘草、白芍诸药，煎汤服。另用水送服三七末钱许，服两剂后，俾用生山药末煮粥，少加白糖，每次送服赭石细末钱许，以治其从前之肺痨。若觉热时，则用鲜白茅根四五两，切碎煮两三沸，当茶饮之。如此调养月余，肺痨亦大见愈。

按：吐血之证，原忌骤用凉药，恐其离经之血得凉而凝，变为血痹虚劳也。而此证因有温病之壮热，不得不用凉药以清之，而有三七之善化瘀血者以辅之，所以服之而有益无弊也。

盐山南门里，王致祥，年近六旬，自孟夏患痢，延医服药五十余剂，痢已愈而病转加剧，卧床昏昏，有危在旦夕之虞。此际适愚自沧回籍，求为诊治，其脉左右皆洪实，一息五至，表里俱觉发热，胁下连腹，疼痛异常。其舌苔白厚，中心微黄，大便二三日一行。愚曰：此伏气化热而为温病也。当其伏气化热之初，肠为热迫，酝酿成痢与温俱来。然温为正病，痢为兼病。医者但知治其兼病，而不知治其正病，痢虽愈而温益重。绵延六十余日，病者何以堪乎？其家人曰：先生之论诚然，特是既为温病，腹胁若是疼痛者何也？将勿腹中有郁积乎？答曰：从前云大便两三日一行，未必腹有郁积。以脉言之，凡温病之壮热，大抵现于右脉，因壮热原属阳明胃腑之脉，诊于右关也，今左部之脉亦见洪实，肝胆之火必炽盛，而肝木之气，即乘火之炽盛而施其横恣，此腹胁所以作疼也。遂为开大剂白虎加人参汤，方用生石膏四两，人参六钱以滋阴分。为其腹胁疼痛，遵伤寒之例，加生杭芍六钱，更加川楝子六钱，疏通肝胆之郁热下行，以辅芍药之不逮。令煎汤三茶盅，分三次温饮下。降下黏滞之物若干。持其便盆者，觉热透盆外，其病顿愈，可以进食。隔二日腹胁又微觉疼，

俾用元明粉四钱，净蜜两半，开水调服，又降下黏滞之物若干，病自此痊愈。

铭勋孙，年九岁，于正月下旬感冒风寒，两三日间，表里俱觉发热。诊其脉象洪实，舌苔白厚。问其大便两日未行，小便色黄。知其外感之实热，已入阳明之腑。为疏方：

生石膏（二两）　知母（六钱）　连翘（三钱）　薄荷叶（钱半）　甘草（二钱）

晚六点时煎汤两茶盅，分两次服下，翌晨热退强半。因有事他出，临行嘱煎渣与服。阅四日来信言，铭勋仍不愈。按原方又服一剂，亦不见轻。斯时，头面皆肿，愚遂进城往视，见其头面肿甚剧，脉象之热较前又盛，舌苔中心已黄，大便三日未行。为疏方：

生石膏（四两）　玄参（一两）　连翘（三钱）　银花（三钱）甘草（三钱）

煎汤三茶盅，又将西药阿斯必林三分，融化汤中，分三次温服下。头面周身微汗，热退肿消，继服清火养阴之剂两剂以善其后。

又邻村李边务，李姓少年，亦同时得大头瘟证，医治旬日，病益剧，亦求愚治。其头面连项皆肿，心中烦躁不能饮食，其脉象虽有热，而重按无力。盖其旧有鸦片嗜好，下元素虚，且大便不实，不敢投以大凉之剂。为疏方：

玄参（一两） 花粉（五钱）银花（五钱） 薄荷（钱半） 甘草（钱半）

煎汤一大盅，送服阿斯必林二分，头面周身皆出汗，病遂脱然痊愈。

邻村高边务孙连衡，年三十许，自初夏得喘证。动则作喘，即安居呼吸亦似迫促，服药五十余剂不愈。医者以为已成肺痨诿为不治。闻愚回籍求为诊治，其脉浮而滑，右寸关尤甚，知其风与痰互相胶漆滞塞肺窍也。为开麻杏甘石汤，麻黄三钱，杏仁三钱，生石膏一两，甘草钱半，煎汤送服苦葶苈子（炒熟）二钱，一剂而喘定，继又服利痰润肺少加表散之剂，数服痊愈。

邻村刁马村刁志厚，年二十余，自孟冬得喘证。迁延百余日，喘益加剧，屡次延医服药，分毫无效。其脉浮而无力，数近六至，知其肺为风袭，故作喘。病久阴虚，肝肾不能纳气，故其喘浸剧也。即其脉而论，此时肺中之风邪犹然存在，欲以散风之药祛之，又恐脉数阴虚益耗其阴分。于是用麻黄三钱，而佐以生山药二两，临睡时煎服，夜间得微汗，喘愈强半。为脉象虚数，不敢连用发表之剂，俾继用生山药末八钱煮粥，少调白糖，当点心用，日两次，若服之觉闷，可用粥送服鸡内金末五分，如此服药约半月，喘又见轻。再诊其脉，不若从前之数，仍投以从前汤药方，又得微汗，喘又稍轻，又服山药粥月余痊愈。

沧县西河沿王媪，年七旬有一，于仲冬胁下作疼，恶心呕吐，大便燥结。服药月余，更医十余人，病浸加剧。及愚诊视时，不食已六七日，大便不行者已二十余日。其脉数五至余，弦而有力，左右皆然。舌苔满布，起芒刺，色微黄。其心中时觉发热，偶或作渴，仍非燥渴。胁下时时作疼，闻食味则欲呕吐，所以不能进食。小便赤涩短少。此伤寒之热已至阳明之腑，胃与大肠皆实，原是承气汤证。特其脉虽有力，然自弦硬中见其有力，非自洪滑中见其有力（此阴虚火实之脉），且数近六至，又年过七旬，似不堪承气之推荡。而愚有变通之法，加药数味于白虎汤中，则呕吐与胁疼皆止，大便亦可通下矣。病家闻之，疑而问曰：先生之论诚善，然从前医者皆未言有外感，且此病初起，亦未有头疼恶寒外征，何以竟成伤寒传腑之重症？答曰：此乃伏气为病也。大约此外感受于秋冬之交，因所受甚轻，所以不觉有外感，亦未能即病。而其所受之邪，伏于膜原之间，阻塞气化，暗生内热，遂浸养成今日之病。观此舌苔微黄，且有芒刺，岂非有外感之显征乎？病家似悟会，遂为疏方：

生石膏（两半）　生山药（一两）　知母（五钱）　赭石（五钱）　川楝子（五钱）　生杭芍（四钱）　甘草（二钱）

煎汤两盅，分三次温服下。因其胁疼甚剧，肝木不和，但理以芍药、川楝，仍恐不能奏效，又俾用羚羊角一钱，另煎汤当茶饮之，以平肝泻热。当日将药服完，次晨复诊，脉象已平，舌上芒刺已无，舌苔变白色，已退强半，胁疼亦大见愈，略思饮食，食稀粥一中碗，亦未呕吐，惟大便仍未通下。疏方再用天冬、玄参、沙参、赭石各五钱，甘草二钱，西药硫酸镁二钱（冲服），煎服后，大便遂通下，诸病皆愈。为其年高病久，又俾服滋补之药数剂以善其后。

按：此证之脉，第一方原当服白虎加人参汤，为其胁下作疼，所以不敢加人参，而权用生山药一两，以代白虎汤中之粳米，其养阴固气之力，又可以少代人参也。又赭石重坠下行，似不宜与石膏并用，以其能迫石膏寒凉之力下侵也。而此证因大肠甚实，故并用无妨，且不仅以之通燥结，亦以之镇呕逆也。

沧县东门里李氏妇，年近三旬，月事五月未行，目胀头疼甚剧，诊其脉近五至，左右皆有力，而左脉又弦硬而长，心中时觉发热，周身亦有热时，知其脑部充血过度，是以目胀头疼也。盖月事不行，由于血室，而血室为肾之副脏，实借肝气之疏泄以为流通，方书所谓肝行肾之气也。今因月事久瘀，肝气不能由下疏泄而专于上行，矧因心肝积有内热，气火相并，迫心中上输之血液迅速过甚，脑中遂受充血之病。惟重用牛膝，佐以凉泻之品，化血室之瘀血以下应月事，此一举两得之法也。遂为疏方：

怀牛膝（一两）　生杭芍（六钱）　玄参（六钱）　龙胆草（二钱）　丹皮（二钱）　生桃仁（二钱）　红花（二钱）

一剂目胀头疼皆愈强半，心身之热已轻减。又按其方略为加减，连服数剂，诸病皆愈，月事亦通下。

天津东门里李氏妇，年过四旬，患痢三年不愈，即稍愈旋又反复。其痢或赤或白或赤白参半，且痢而兼泻，其脉迟而无力。平素所服之药，宜热不宜凉，其病偏于凉可知。俾先用生山药细末，日日煮粥服之，又每日嚼服蒸熟龙眼肉两许，如此旬日，其泻已愈，痢已见轻。又俾于服山药粥时，送服生硫黄细末三分，日两次，又兼用木贼一钱，淬水当茶饮之，如此旬日，其痢亦愈。

奉天商埠局旁吕姓童子，年五岁，于季夏初旬，周身发热，至下午三句钟时，忽又发凉，须臾凉已，其热愈烈，此温而兼疟也。彼治于东人所设南满医院。东医治以金鸡纳霜，数日病不少减。盖彼但知治其间歇热，不知治其温热，其温热不愈，间歇热亦不愈。及愚视之，羸弱已甚，饮水服药辄呕吐，大便数日未行，脉非洪大，而重按有力。知其阳明之热已实，其呕吐者，阳明兼少阳也。为兼少阳，所以有疟疾。为拟方：

生石膏（三两）　生赭石（六钱）　生山药（六钱）　碎竹茹（三钱）　甘草（三钱）

煎汤一盅半，分三次温饮下。将药饮完未吐，一剂大热已退，大便亦通。至翌日复作寒热，然较轻矣。投以硫酸规泥涅二分强，分三次用白糖水送下，寒热亦愈。

奉天南关马姓幼女，于端午节前得温病，医治旬日病益增剧，周身灼热，精神恍惚，烦躁不安，形势危殆，其脉确有实热，而至数嫌其过数。盖因久经外感灼热而阴分亏损也。遂用生石膏两半、生山药一两（单用此二味，取其易服），煮浓汁两茶盅，徐徐与之。连进两剂，灼热已退，从前两日未大便，至此大便亦通，而仍有烦躁不安之意。遂用阿斯必林二分，同白糖钱许，开水冲化服之，周身微汗，透出白痧满身而愈。

或问：外感之证，在表者当解其表，由表而传里者当清其里。今此证先清其里，后复解其表者何也？答曰：子所论者治伤寒则然也。而温病恒表里毗连，因此表里之界线不清。其证有当日得之者，有表未罢而即传于里者，有传里多日而表证仍未罢者。究其所以然之故，多因此证内有伏气，又薄受外感，伏气因感而发。一则自内而外，一则自外而内，以致表里混淆。后世治温者，恒不以六经立论，而以三焦立论，彼亦非尽无见也。是以愚对于此证有重在解表，而兼用清里之药者，有重在清里而兼用解表之药者，有其证似犹可解表，因脉数烦躁，遂变通其方，先清其里而后解其表者。如此则服药不至瞑眩，而其病亦易愈也。上所治之案，盖准此义。试观解表于清里之后，而白痧又可表出，是知临证者，原可变通因心，不必拘于一端也。

病者 刘问筹，年二十五岁，江苏人，寄居天津松岛街，电报局理事。

病名 脏腑瘀血。

病候 其先偶患大便下血甚剧，西医于静脉管中注射以流动麦角膏其血立止。而血止之后已月余矣，仍不能起床，但觉周身酸软无力。饮食不能恢复原量，仅如从前之半。大小便亦照常，而惟觉便时不顺利。其脉搏至数如常，芤而无力，重按甚涩，左右两部皆然。

诊断 此因下血之时，血不归经，行血之道路紊乱，遽用药止之，则离经之血，瘀于脏腑经络之间。盖麦角止血之力甚大，愚尝嚼服其小者一枚，陡觉下部会阴穴处有抽掣之力，其最能收闭血管可知。此证因其血管收闭之后，其瘀血留滞于脏腑之间，阻塞气化之流行。致瘀不去而新不生，是以周身酸软无力，饮食减少，不能起床也。此证若不急治，其周身气化阻塞日久，必生灼热。灼热久之，必生咳嗽，或成肺病，或成痨瘵，即难为调治矣。今幸为日未久，灼热咳嗽未作，则调治固易也。

疗法 当以化其瘀血为目的。将瘀血化尽，身中气化还其流通之常，其饮食必然增加，身体自能复原矣。

处方 旱三七细末三钱，为一日之量，分两次服，空心时开水送下。

效果 服药数次后，自大便下瘀血若干，其色紫黑。后每大便时，必有瘀血若干，至第五日下血渐少，第七日便时不见瘀血矣。遂停服药，后未旬日，身体即健康如初矣。

病者 王竹荪，年四十九岁。

病名 温病兼泄泻。

病因 丙寅仲春，避乱来津。其人素吸鸦片，立志蠲除，因致身弱。于仲夏晚间，乘凉稍过，遂得温病，且兼泄泻。

病候 表里俱壮热。舌苔边黄、中黑，甚干。精神昏愦，时作谵语。小便短涩，大便一日夜四五次，带有黏滞，其臭异常，且含有灼热之气。其脉左右皆洪长，重诊欠实，至数略数，两呼吸间可九至。

诊断 此纯系温病之热，阳明与少阳合病也。为其病在阳明，故脉象洪长；为其兼入少阳，故小便短少，致水归大便而滑泻。为其身形素弱，故脉中虽挟有外感之实热，而仍重按不实也。

疗法 当泻热兼补其正，又大剂徐徐服之，方与滑泻无碍也。

处方 生石膏（三两，细末）生山药（一两） 大生地（两

半）　生杭芍（八钱）　甘草（三钱）　野台参（五钱）

煎汤三大盅，徐徐温饮下。一次只饮一大口，时为早六点钟，限至晚八点时服完。此方即白虎加人参汤，以生山药代粳米，以生地代知母，而又加白芍也。以白虎汤清阳明之热，为其脉不实故加人参；为其滑泻故以生山药代粳米，生地代知母，为其少阳之腑有热；致小便不利而滑泻，所以又加白芍以清少阳之热，即以利小便也。

效果　所备之药，如法服完。翌晨精神顿爽，大热已退，滑泻亦见愈，脉象已近平和。因泻仍不止，又为疏方，用生山药一两，滑石一两，生杭芍五钱，玄参五钱，甘草三钱（此即拙拟之滋阴清燥汤加玄参也）。一剂泻止，脉静身凉，脱然痊愈。

病者　胡珍簠之幼子，年三岁。

病名　间歇热。

病因　先因失乳，饮食失调，泄泻月余，甫愈，身体虚弱，后又薄受外感，遂成间歇热。

病候　或昼或夜发灼无定时，热近两点钟，微似有汗，其热始解。如此循环不已，体益虚弱。

诊断　此乃内伤、外感相并而为间歇热。盖外感之证，在少阳可生间歇热；内伤之病，在厥阴亦生间歇热（肝虚者，恒寒热往来）。

疗法　证虽兼内伤外感，原宜内伤外感并治，为治外感用西药，取孺子易服；治内伤用中药，先后分途施治，方为稳妥。

处方　安知歇貌林一瓦，为一日之量，分作三次，开水化服。将此药服完后，其灼必减轻，继用生地八钱，煎汤一茶杯，分多次徐徐温饮下，灼热当痊愈。但用生地者，取其味甘易服也。

效果　先将安知歇貌林服下，每服一次，周身皆微有凉汗，其灼热果见轻减。翌日，又将生地煎汤，如法服完，病即霍然愈矣。盖生地虽非补肝虚正药，而能滋肾水以生肝，更能凉润肝血，则肝得其养，其肝之虚者，自然转虚为强矣。

病者 卢姓，盐山人，在天津包修房屋。

病因 孟秋天气犹热，开窗夜寝受风，初似觉凉，翌日即大热成温病。

病候 初次延医服药，竟投以麻、桂、干姜、细辛大热之剂。服后心如火焚，知误服药，以箸探喉，不能吐。热极在床上乱滚，证甚危急。急来迎愚，及至，言才饮凉水若干，病热稍愈。然犹呻吟连声，不能安卧。诊其脉近七至，洪大无伦，右部尤甚。舌苔黄厚，大便三日未行。

诊断 此乃阳明胃腑之热已实，又误服大热之剂，何异火上添油，若不急用药解救，有危在目前之虞。幸所携药囊中有自制离中丹（系用生石膏一两、朱砂二分制成），先与以五钱，俾用温开水送下，过半点钟，心中之热少解，可以安卧。俾再用五钱送服，须臾呻吟亦止。再诊其脉，较前和平。此时可容取药，宜再治以汤剂以期痊愈。

处方 生石膏（三两）　知母（一两）　生山药（六钱）　玄参（一两）　甘草（三钱）

煎汤三盅，分三次温饮下。

效果 当日将药服完，翌日则脉静身凉，大便亦通下矣。

治愈笔记

盐山王瑞江，气虚水肿，两腿肿尤甚，方用生黄芪、威灵仙治愈。

天津铃当阁于氏少妇，头疼过剧，且心下发闷作疼，兼有行经过多证，以建瓴汤加减治愈。

津市钱姓小儿，四岁，灼热滑泻，重用滋阴清燥汤治愈。

李仟斋山东银行执事，夏日得少阴伤寒，用麻黄附子细辛汤，加生山药、大熟地二味治愈。

杨德俊疯狂温病，愈后，变成脉弦硬，用生赭石两半，龙骨、牡蛎各八钱，杭芍、花粉各四钱，半夏、菖蒲各三钱，远志、甘草各二钱，服一剂而愈。

临证随笔

奉天大西关宫某，年三十

余，胸中满闷，常作呃逆，连连不止，调治数年，病转加剧。其脉洪滑有力，关前尤甚，知其心火炽盛，热痰凝郁上焦也。遂用朴硝四两，白矾一两，掺炒熟麦面四两，炼蜜为丸，三钱重，每服一丸，日两次，服尽一料痊愈。盖朴硝味原咸寒，禀寒水之气，水能胜火，寒能治热，为心家对宫之药，为治心有实热者之要品。《内经》所谓"热淫于内，治以咸寒"也。用白矾者，助朴硝以消热痰也。调以炒熟麦面者，诚以麦为心谷，以防朴硝、白矾之过泻伤心，且炒之则气香归脾，又能防硝、矾之不宜于脾胃也。

附

此卷论伤寒、温病、温疹及伤暑、疟疾。伤寒治法以《伤寒论》为主，而于论中紧要之方多所发明。温病则于叶、吴诸家之外另有见解，实由熟读《伤寒论》悟出。暑疟二证各录一则，亦皆得诸实验。

论伤寒脉紧及用麻黄汤之变通法

《伤寒论》之开卷，谓"伤风脉浮，伤寒脉紧"。夫脉浮易辨矣，惟脉紧则殊难形容。论者多谓形如转索，而转索之形指下又如何摸寻也。盖此脉但凭空形容，学者卒无由会解，惟讲明其所以紧之理，自能由理想而得紧脉之实际矣。

凡脉之紧者必有力。夫脉之跳动，心脏主之，而其跳动之有力，不但心主之也；诸脏腑有热皆可助脉之跳动有力，营卫中有热亦可助脉之跳动有力。特是脉之有力者，恒若水之有浪，大有起伏之势，而紧脉虽有力，转若无所起伏。诚以严寒束其外表，其收缩之力能逼营卫之热内陷与脉相并，以助其有力；而其收缩之力又能遏抑脉之跳动，使无起伏。是紧脉之真相，原于平行中见其有力也。至于紧脉或左右弹者，亦蓄极而旁溢之象也。仲师治以麻黄汤，所以解外表所束之寒也。

特是用麻黄汤以解其外寒，服后遍体汗出，恶寒既愈，有其病从此遂愈者，间有从此仍不愈，后浸发热而转为阳明证者，其故何也？愚初为人诊病时，亦未解其故。后乃知服麻黄汤汗出后，其营卫内陷之热若还表随汗消散，则其病即愈。若其热不复还表而内陷益深，其热必将日增，此即太阳转阳明之病也。悟得此理后，再用麻黄汤时，必加知母数钱以解其内陷之热，主治伤

·133·

寒无汗，服后未有不愈者矣。三期五卷伤寒门中载有麻黄加知母汤，方后另有发明，可参观也。

上所论者，麻黄汤原宜加知母矣。而间有不宜加者，此又不得不斟酌也。

己巳腊月，曾治天津鼓楼东万德永面庄理事张金铎，年近四旬，先得伤寒证，延医治愈。继出门作事，又冒寒，其表里俱觉寒凉，头疼，气息微喘，身体微形寒战，诊其脉，六部皆无，不禁愕然。问其心中，犹平稳，知犹可治。盖此证属重感，气体虚弱，寒邪侵入甚深，阻其经络之流通，故六脉皆闭也。投以麻黄汤加生黄芪一两，服后周身得汗，其脉即出，病亦遂愈。

又曾治一人，年过三旬，身形素羸弱，又喜吸鸦片。于冬令得伤寒证，因粗通医学，自服麻黄汤，分毫无汗。求为诊视，脉甚微细，无紧象。遂即所用原方，为加生

黄芪五钱。服后得汗而愈。

此二证皆用麻黄汤是不宜加知母，宜加黄芪者也。

又尝治一少年，于季冬得伤寒证，其人阴分素亏，脉近六至，且甚弦细，身冷恶寒，舌苔淡白。延医诊视，医者谓脉数而弱，伤寒虽在初得，恐不可用麻黄强发其汗。此时愚应其近邻之聘，因邀愚至其家，与所延之医相商。愚曰：麻黄发汗之力虽猛，然少用则无妨，再辅以补正之品，自能稳妥奏功矣。遂为疏方，麻黄钱半，桂枝尖一钱，杏仁、甘草各钱半，又为加生怀山药、北沙参各六钱。嘱其煎汤服后，若至两点钟不出汗，宜服西药阿斯必林二分许以助其出汗。后果如法服之，周身得汗而愈矣。

曾治邻村李姓少年，得伤寒证已过旬日，表证未罢，时或恶寒，头犹微疼，舌苔犹白，心中微觉发热，小便

色黄，脉象浮弦，重按似有力，此热入太阳之腑（膀胱）也。投以麻黄汤，为加知母八钱，滑石六钱，服后一汗而愈。

按：此证虽在太阳之表与腑，实已连阳明矣。故方中重用知母以清阳明之热，而仍用麻黄解其表，俾其余热之未尽清者，仍可由汗而消散，此所以一汗而愈也。至于《伤寒论》中载有其病重还太阳者，仍宜以麻黄汤治之，而愚遇此证，若用麻黄汤时亦必重加知母也。

至于麻黄当用之分量，又宜随地点而为之轻重。愚在籍时，用麻黄发表至多不过四钱。后南游至汉皋，用麻黄不过二钱。迨戊午北至奉天，用麻黄发表恒有用至六钱始能出汗者。此宜分其地点之寒热，视其身体之强弱，尤宜论其人或在风尘劳苦，或在屋内营生，随地随人斟酌定其所用之多寡，临证自无差谬也。

论大青龙汤中之麻黄当以薄荷代之

古时药品少，后世药品多。如薄荷之辛凉解肌，原为治外感有热者之要药，而《神农本经》未载，《名医别录》亦未载。是以《伤寒论》诸方原有当用薄荷而仲师不用者，因当时名薄荷为苛，间有取其苛辣之味，少用之以调和食品，犹未尝用之入药也。

曾治邻村武生夏彭龄，年过三旬，冬令感冒风寒，周身恶寒无汗，胸中则甚觉烦躁，原是大青龙汤证，医者误投以麻黄汤，服后汗无分毫而烦躁益甚，几至疯狂，其脉洪滑而浮。投以大青龙汤，以薄荷叶代麻黄，且因曾误服麻黄汤方中原有桂枝，并桂枝亦权为减去。煎服后，覆杯之顷，汗出如洗，病若失。

按：此证当系先有蕴热，因为外寒所束，则蕴热益深，是以烦躁。方中重用石膏以化其蕴热，其热化而欲散，自有外越之机，再用辛凉解肌之薄荷以利导之，是以汗出至易也。若从前未误服麻黄汤者，用此方时不去桂枝亦可，盖大青龙之原方所用桂枝原无多也。

用小青龙汤治外感痰喘之经过及变通之法

伤寒、温病心下蓄有水饮作喘者，后世名之为外感痰喘，此外感中极危险之证也。医者若诊治此等证自逞其私智，无论如何利痰、如何定喘，遇此证之轻者或可幸愈，至遇此证之剧者皆分毫无效。惟投以《伤寒论》小青龙汤则必效。特是小青龙汤两见于《伤寒论》太阳篇，其所主之证为表不解，心下有水气，干呕，发热而咳。其兼证有六，亦皆小青龙汤加减主之，而喘证附于其末，因此阅者多忽不加察。又医者治外感之喘，多以麻黄为要药，五味子为忌药，小青龙汤中麻黄、五味并用，喘者转去麻黄加杏仁，而不忌五味之敛住外邪，此尤其

心疑之点而不敢轻用。即愚初为人诊病时，亦不知用也。

犹忆岁在乙酉，邻村武生李杏春，三十余，得外感痰喘证，求为诊治。其人体丰，素有痰饮，偶因感冒风寒，遂致喘促不休，表里俱无大热，而精神不振，略一合目即昏昏如睡，胸膈又似满闷，不能饮食，舌苔白腻，其脉滑而濡，至数如常。投以散风清火利痰之剂，数次无效。继延他医数人诊治，皆无效。迁延日久，势渐危险，复商治于愚。愚谂一老医皮隆伯先生，年近八旬，隐居渤海之滨，为之介绍延至。诊视毕，曰：此易治，小青龙汤证也。遂开小青龙汤原方，加杏仁三钱，仍用麻黄一钱。一剂喘定。继用苓桂术甘汤加天冬、厚朴，服两剂痊愈。

愚从此知小青龙汤之神妙。

自咎看书未到，遂广阅

《伤寒论》诸家注疏，至喻嘉言《尚论篇》论小青龙汤处，不觉狂喜起舞，因叹曰：使愚早见此名论，何至不知用小青龙汤也。从此以后，凡遇外感喘证可治以小青龙汤者，莫不投以小青龙汤。而临证细心品验，知外感痰喘之挟热者，其肺必胀，当仿《金匮》用小青龙汤之加石膏，且必重加生石膏方效。

迫至癸巳，李杏春又患外感痰喘，复求愚为诊治，其证脉大略如前，而较前热盛。投以小青龙汤去麻黄，加杏仁三钱，为其有热又加生石膏一两。服后其喘立止。药力歇后而喘仍如故，连服两剂皆然。此时皮姓老医已没，无人可以质正，愚方竭力筹思，将为变通其方，其岳家沧州为送医至，愚即告退。后经医数人，皆延自远方，服药月余，竟至不起。

愚因反复研究，此证非不可治，特用药未能吻合，是以服药终不见效。徐灵胎谓：龙骨之性，敛正气而不

敛邪气。故《伤寒论》方中，仲景于邪气未尽者，亦用之。外感喘证服小青龙汤愈而仍反复者，正气之不敛也。遂预拟一方，用龙骨、牡蛎（皆不煅）各一两以敛正气，苏子、清半夏各五钱以降气利痰，名之曰从龙汤，谓可用于小青龙汤之后。甫拟成，适有愚外祖家近族舅母刘媪得外感痰喘证，迎为诊治，投以小青龙汤去麻黄、加杏仁，为脉象有热又加生石膏一两，其喘立愈。翌日喘又反复，而较前稍轻。又投以原方，其喘止后迟四五点钟，遂将从龙汤煎服一剂，其喘即不反复而脱然痊愈矣。

因将其方向医界同人述之。有毛仙阁者，邑中宿医，与愚最相契，闻愚言医学，莫不确信。闻此方后，旋为邑中卢姓延去。其处为疫气传染，患痰喘者四人已死其三，卢叟年过六旬，得病两日，其喘甚剧。仙阁投以小青龙汤去麻黄，加杏仁、生石膏，服后喘定。迨药力歇

·137·

后，似又欲作喘，急将从龙汤煎服，病遂愈。

由斯用二方治外感痰喘，诚觉确有把握。而临证品验既久，益知从龙汤方若遇脉虚弱者，宜加净萸肉、生山药，或更加人参、赭石；其脉有热者，宜加生石膏、知母；若热而且虚者，更宜将人参、生石膏并加于方中。或于服小青龙汤之先，即将诸药备用，以防服小青龙汤喘止后转现虚脱之象，或汗出不止，或息微欲无，或脉形散乱如水上浮麻莫辨至数（若此者皆愚临证经验所遇，不早备药恐取药无及）。至于小青龙汤除遵例加杏仁、石膏之外，若人参、萸肉诸补药之加于从龙汤者，犹不敢加于其中，诚以其时外感未净，里饮未清，不敢参以补药以留邪也。孰意愚不敢用者，而闻历未深者转敢用之，为治斯证者别开捷径，亦云奇哉。爰详录之于下。

门人高如璧曾治一外感痰喘，其喘剧脉虚，医皆诿为不治。如璧投以小青龙汤，去麻黄，加杏仁，又加生石膏一两、野台参五钱，一剂而喘定。恐其反复，又继投以从龙汤，亦加人参与生石膏，其病霍然顿愈。

又长男荫潮治邻庄张马村曲姓叟，年六十余，外感痰喘，十余日不能卧。医者投以小青龙汤两剂，病益加剧（脉有热而不敢多加生石膏者其病必加剧）。荫潮视之，其脉搏一息六至，上焦烦躁，舌上白苔满布，每日大便两三次，然非滑泻。审证论脉，似难挽回。而荫潮仍投以小青龙汤，去麻黄，加杏仁，又加野台参三钱，生龙骨、生牡蛎各五钱，生石膏一两半。一剂病愈强半，又服一剂痊愈。

按：前案但加补气之药于小青龙汤中，后案并加敛气之药于小青龙汤中，似近于少年鲁莽，而皆能挽回至险之证，亦可为用小青龙汤者多一变通之法矣。特是古今之分量不同，欲将古之分量变为今之分量，诸家之说各异。今将古小青龙汤之分量列于前，今人常用小青龙汤之分量列于后，以便人之采取。

【小青龙汤原方】麻黄（三两，去节）芍药（三两）五味子（半升）干姜（三两）甘草（三两，炙）细辛（三两）桂枝（三两，去皮）半夏（半升，汤洗）

上八味，以水一斗先煮麻黄，减二升，去上沫，纳诸药，煮取三升，去滓，温服一升。若微利者，去麻黄，加荛花如鸡子大，熬令赤色（熬即炒也，今无此药可代以滑石）；若渴者，去半夏加栝楼根三两；若噎者（即呃逆），去麻黄，加附子一枚炮；若小便不利，少腹满者，去麻黄加茯苓四两。喘者，去麻黄，加杏仁半升去皮。

【小青龙汤后世所用分量】

麻黄（二钱）桂枝尖（二钱）清半夏（二钱）生杭芍（三钱）甘草（钱半）五味子（钱半）干姜（一钱）细辛（一钱）

此后世书所载小青龙汤分量，而愚略为加减也。喘者原去麻黄，加杏仁。愚于喘证之证脉俱实者，又恒加杏仁三钱，而仍用麻黄一钱，则其效更捷。若证虽实而脉象虚弱者，麻黄即不宜用，或只用五分，再加生山药三钱以佐之亦可。惟方中若加生石膏者，仍可用麻黄一钱，为石膏能监制麻黄也。

《伤寒论》用小青龙汤无加石膏之例。而《金匮》有小青龙加石膏汤，治肺胀，咳而上气，烦躁而喘，脉浮者，心下有水。是以愚治外感痰喘之挟热者，必遵《金匮》之例，酌加生石膏数钱，其热甚者又常用至两余。

《伤寒论》小青龙汤治喘，去麻黄加杏仁者，因喘者多兼元气不能收摄，故不取麻黄之温散，而代以杏仁之苦降。至《金匮》小青龙加石膏汤，有石膏之寒凉镇重，自能监制麻黄，不使过于温散。故虽治喘而肺胀兼烦躁者，不妨仍用麻黄。为不去麻黄，所以不必加杏仁也。惟此汤与越婢加半夏汤，皆主肺胀作喘，而此汤所主之证又兼烦躁，似更热于越婢加半夏汤所主之证。乃越婢加半夏汤中石膏半斤；小青龙汤所加之石膏只二两，且又有桂枝、姜、辛诸药为越婢加半夏汤中所无，平均其药性，虽加石膏二两，仍当以热论，又何以治肺胀烦躁作喘乎？由斯知其石膏之分量必有差误。是以愚用此方时，必使石膏之分量远过于诸药之分量，而后能胜热定喘，有用此汤者尚其深思愚言哉。

外感之证多忌五味，而兼痰饮喘嗽者尤忌之，以其酸敛之力能将外盛之邪锢闭肺中，而终身成痨嗽也。惟与干姜并用，济之以至辛之味，则分毫无碍。

按： 五行之理，辛能胜酸，《内经》原有明文。若不宜用干姜之热者，亦可代以生姜，《金匮》射干麻黄汤生姜与五味并用可知也。若恐五味酸敛过甚，可连核捣烂，取核味之辛以济皮味之酸，更稳妥。

喻嘉言曰：桂枝、麻黄汤无大小，而青龙汤有大小者，以桂枝、麻黄汤之变法多；大青龙汤之变法不过于麻、桂二方内施其化裁，或增或去，或饶或减，其中神化莫可端倪。又立小青龙一法，散邪之功兼乎涤饮，取义山泽小龙养成头角，乘雷雨而翻江搅海，直奔龙门之意，用以代大青龙而擅江河行水之力，立法诚大备也。因经叔和之编次，漫无统纪。昌于分篇之际，特以大青龙为纲，于中麻、桂诸法悉统于青龙项下，拟为龙背、龙腰、龙腹，然后以小青龙尾之。或飞、或潜，可弥、可伏，用大、用小，曲畅无遗，居然仲景通天手眼驭龙心法矣。昔有善画龙者，举笔凝思，而青天忽生风雨。吾不知仲景制方之时，其为龙乎，其为仲景乎，必有候焉雷雨满盈（大青龙汤），候焉密云不雨（桂枝二越婢一汤），候焉波浪奔腾（小青龙汤），候焉天日开朗（真武汤），以应其生心之化裁者。神哉青龙等方，即拟为九天龙经可也。

又曰：娄东胡卣臣先生，昌所谓贤士大夫也。夙昔痰饮为恙，夏日地气上升，痰即内动。设有外感，膈间痰即不行，两三日瘥后，当胸尚结小痤。无医不询，无方不考，乃至梦寐恳求大士治疗，因而闻疾思苦，深入三摩地位，荇分治病手眼，今且仁智兼成矣。昌昔谓膀胱之气流行，地气不升，则天气常朗。其偶受外感，则仲景之小青龙汤一方，与大士水月光中大圆镜智无以异也。盖无形之感，挟有形之痰，互为胶漆，其当胸窟宅适在太阳经位，惟于麻、桂方中倍加五味、半夏以涤饮而收阴，加干姜、细辛以散结而分邪，合而用之，令药力适在痰饮缩结之处，攻击片时，则无形之感从肌肤出，有形之痰从水道出，顷刻分解无余，而膺胸空旷不复丛生小痤矣。若泥麻、桂甘温，减去不用，则不成为龙矣。将恃何物为翻波鼓浪之具乎？观喻氏二节之论，实能将大青龙汤之妙用尽行传出。其言词之妙，直胜于生公说法矣。

小青龙汤为治外感痰喘之神方。其人或素有他证，于小青龙汤不宜，而至于必须用小青龙汤时，宜将其方善为变通，与素有之证无妨，始能稳妥奏功。徐灵胎曰：松江王孝贤夫人，素有血证，时发时止，发则微嗽。又因感冒，变成痰喘，不能着枕，日夜俯几而坐，竟不能支持矣。斯时有常州名医法丹书调治不效，延余至，余曰：此小青龙汤证也。法曰：我固知之，但体弱而素有血证，麻、桂诸药可用乎？余曰：急则治标，若更喘数日殆矣。且治其新病，愈后再治其本病可也。法曰：诚然，病家焉能知之。如用麻、桂而本病复发，则不咎病本无治，而恨用麻、桂误之矣。我乃行道人，不能任其咎。君不以医名，我不与闻，君独任之可也。余曰：然，服之有害我自当之。但求先生不阻之耳。遂与服。饮毕而气平，终夕安然。后以消痰润肺养阴开胃之方调之，体乃复旧。

按：血证虽并忌麻、桂，然所甚忌者桂枝，而不甚忌麻黄，且有风热者误用桂枝则吐衄，徐氏曾于批叶天士医案中谆谆言之。其对于素有血证者投以小青龙汤，必然有所加减。特其《洄溪医案》凡于用药之处皆浑括言之，略举大意，用古方纵有加减，而亦略而不言也。至愚若遇此证用小青龙汤时，则必去桂枝，留麻黄，加龙骨、牡蛎（皆生用）各数钱，其有热者加知母，热甚者加生石膏。则证之陈新皆顾，投之必效，而非孤注之一掷矣。

小青龙汤虽善治外感作喘，而愚治外感作喘亦非概用小青龙汤也。今即愚所经验者，缕析条分，胪列于下，以备治外感作喘者之采用。

（一）气逆迫促，喘且呻，或兼肩息者，宜小青龙汤减麻黄之半，加杏仁。热者加生石膏。

（二）喘状如前，而脉象无力者，宜小青龙汤去麻黄，加杏仁，再加人参、生石膏。若其脉虚而兼数者，宜再加知母。

（三）喘不至呻，亦不肩息，唯吸难呼易，苦上气，其脉虚而无力或兼数者，宜拙拟

滋阴清燥汤（方载三期第五卷）。

（四）喘不甚剧，呼吸无声，其脉实而至数不数者，宜小青龙汤原方加生石膏。若脉数者，宜减麻黄之半，加生石膏、知母。

（五）喘不甚剧，脉洪滑而浮，舌苔白厚，胸中烦热者，宜拙拟寒解汤。服后自然汗出，其喘即愈。

（六）喘不甚剧，脉象滑实，舌苔白厚，或微兼黄者，宜白虎汤少加薄荷叶。

（七）喘而发热，脉象洪滑而实，舌苔白或兼黄者，宜白虎汤加栝楼仁。

（八）喘而发热，其脉象确有实热，至数兼数，重按无力者，宜白虎加人参，再加川贝、苏子。若虚甚者，宜以生山药代粳米。

（九）喘而结胸者，宜酌其轻重，用《伤寒论》中诸陷胸汤、丸，或拙拟荡胸汤（方载三期第六卷）以开其结，其喘自愈。

（十）喘而烦躁，胸中满闷，不至结胸者，宜越婢加半

夏汤，再加栝楼仁。若在暑热之时，宜以薄荷叶代方中麻黄。

至于麻黄汤证恒兼有微喘者，服麻黄汤原方即愈。业医者大抵皆知，似无庸愚之赘言。然服药后喘虽能愈，不能必其不传阳明。惟于方中加知母数钱，则喘愈而病亦必愈。

平均小青龙汤之药性，当以热论。而外感痰喘之证又有热者十之八九，是以愚用小青龙汤三十余年，未尝一次不加生石膏。即所遇之证分毫不觉热，亦必加生石膏五六钱，使药性之凉热归于平均。若遇证之觉热，或脉象有热者，则必加生石膏两许或一两强。若因其脉虚用人参于汤中者，即其脉分毫无热，亦必加生石膏两许以辅之，始能受人参温补之力。至其证之或兼烦躁，或表里壮热者，又宜加生石膏至两半或至二两，方能有效。

曾有问治外感痰喘于愚者，语以当用小青龙汤及如何加减之法，切嘱其必多加生石膏然后有效。后其人因外感病发，自治不愈，势极危殆，仓惶迎愚。既至，知其自服小青龙汤两剂，每剂加生石膏三钱，服后其喘不止，转加烦躁，惴惴惟恐不愈。乃仍为开小青龙汤，去麻黄，加杏仁，又加生石膏一两。一剂喘止，烦躁亦愈十之八九。又用生龙骨、生牡蛎各一两，苏子、半夏、牛蒡子各三钱，生杭芍五钱（此方系后定之从龙汤），为其仍有烦躁之意又加生石膏一两。服后霍然痊愈。此证因不敢重用生石膏，几至病危不起。彼但知用小青龙汤以治外感痰喘，而不重用生石膏以清热者，尚其以兹为鉴哉。

论白虎汤及白虎加人参汤之用法

白虎汤方三见于《伤寒论》。一在太阳篇，治脉浮滑；一在阳明篇，治三阳合病自汗出者；一在厥阴篇，治脉滑而厥，注家于阳明条下，谓苟非自汗，恐表邪抑塞，亦不敢鲁莽而轻用白虎汤。自此说出，医者遇白虎汤证，恒因其不自汗出即不敢用，此误人不浅也。盖寒温之证，邪愈深入则愈险。当其由表入里，阳明之腑渐实，急投以大剂白虎汤，皆可保完全无虞。设当用而不用，由胃实以至肠实而必须降下者，已不敢保其完全无虞也。况自汗出之文惟阳明篇有之，而太阳篇但言脉浮滑，厥阴篇但言脉滑而厥，皆未言自汗出也。由是知其脉但见滑象，无论其滑而兼浮，滑而兼厥，皆可投以白虎汤。经义昭然，何医者不知尊经，而拘于注家之谬说也？

特是白虎汤证，太阳、厥阴篇皆言其脉，而阳明篇未尝言其脉象何如。然以太阳篇之浮滑、厥阴篇之滑而厥，比例以定其脉，当为洪滑无疑。夫白虎汤之脉象既不同，至用白虎汤时即不妨因脉象之各异而稍为变通。是以其脉果为洪滑也，知系阳明腑实，投以大剂白虎汤原方，其病必立愈。其脉为浮滑也，知其病犹连表，于方中加薄荷叶一钱，或加连翘、蝉蜕各一钱，服后须臾即可由汗解而愈（此理参看三期第五卷寒解汤下诠解自明）。其脉为滑而厥也，可用白茅根煮汤以之煎药，服后须臾厥回，其病亦遂愈。此愚生平经验有得，故敢确实言之也。至白虎加人参汤两见于《伤寒论》。一在太阳上篇，当发汗之后；一在太阳下篇，当吐下之后。其证皆有白虎汤证之实热，而又兼渴，此因汗吐下后伤其阴分也。为其阴分有伤，是以太阳上篇论其脉处，但言洪大，而未言滑。洪大而不滑，其伤阴分可知也。至太阳下篇，未尝言脉，其脉与上篇同又可知也。于斯加人参于大队寒润之中，能济肾中真阴上升，协同白虎以化燥热，即以生津止渴，渴解热消，其病自愈矣。

独是白虎加人参汤宜用于汗、吐、下后证兼渴者，亦有非当汗、吐、下后，其证亦非兼渴，而用白虎汤时亦有宜加人参者。其人或年过五旬，或气血素亏，或劳心劳力过度，或阳明腑热虽实而脉象无力，或脉搏过数，或脉虽有力而不数，仍无滑象，又其脉或结代者，用白虎汤时皆宜加人参。至于妇人产后患寒温者，果系阳明胃腑热实，亦可治以白虎汤，无论其脉象何如，用时皆宜加人参。而愚又恒以玄参代知母，生山药代粳米，用之尤为稳妥。诚以产后肾虚，生山药之和胃不让粳米，而汁浆稠黏兼能补肾；玄参之清热不让知母，而滋阴生水亦善补肾也。况石膏、玄参《本经》原谓其可用于产乳之后，至知母则未尝明言，愚是以谨遵《本经》而为之变通。盖胆大心小，医者之责。凡遇险证之犹可挽救者，固宜毅然任之不疑，而又必熟筹完全，不敢轻视人命，为孤注之一掷也。至方中所用之人参，当以山西之野党参为正。药房名为狮头党参，亦名野党参，生苗处状若狮头，皮上皆横纹。吉林亦有此参，形状相似，亦可用。至若高丽参、石柱参（亦名别直参），性皆燥热，不可用于此汤之中。

按：白虎汤、白虎加人参汤皆治阳明胃实之药，大、小承气汤皆治阳明肠实之药。而愚治寒温之证，于阳明肠实大便燥结者，恒投以大剂白虎汤，或白虎加人参汤，往往大便得通而愈，且无下后不解之虞。间有服药之后大便未即通下者，而少投以降下之品，或用玄明粉二三钱和蜜冲服，或用西药旃那叶钱半开水浸服，其大便即可通下。盖因服白虎汤及服白虎加人参汤后，壮热已消，燥结已润，自易通下也。

论大承气汤厚朴分量似差及变通法

伤寒之证，初得易治，以其在表也。迨由表而里，其传递渐深，即病候浸险。为其险也，所用之方必与病候息息吻合，始能化险为夷，以挽回生命。有如大承气汤一方，《伤寒论》中紧要之方也，阳明热实大便燥结，及阳明热实汗多者用之；少阴热实，下利清水，色纯青，心下痛者用之。其方大黄四两，厚朴半斤，枳实五枚，芒硝三合。上四味，以水一斗，先煮厚朴、枳实，取五升，去滓，纳大黄，煮二升，纳芒硝，更上微火煮一两沸，分温再服。

按：此方分两次服，则大黄二两当为今之六钱（古一两为今之三钱），厚朴四两为当今之一两二钱。夫阳明病用此方者，乃急下之以清阳明之燥热也；少阴病用此方者，急下之以存少阴之真阴也。清热存阴，不宜再用燥热之药明矣。厚朴虽温而非热，因其有燥性，温燥相合即能化热，方中竟重用之使倍于大黄，混同煎汤，硝、黄亦不觉其凉矣。况厚朴味辛，又具有透表之力，与阳明病汗多者不宜，诚恐汗多耗津，将燥热益甚也。以愚意揣之，厚朴之分量其为传写之误无疑也。且小承气汤，厚朴仅为大黄之半，调胃承气汤，更减去厚朴不用，是知承气之注重药在大黄，不在厚朴。比例以观，益知厚朴之分量有差误也。

按：再者，大承气汤方载于阳明篇第三十节后。此节之文原以"阳明病脉迟"五字开端，所谓脉迟者，言其脉象虽热而至数不加数也（非谓其迟于平脉）。此乃病者身体素壮，阴分尤充足之脉。病候至用大承气汤时，果能有如此脉象，投以大承气汤原方，亦可随手奏效。而今之大承气汤证如此脉象者，实不多见也。此乃半关天时、半关人事，实为古今不同之点。即厚朴之分量原本如是，医者亦当随时制宜为之通变化裁，方可为善师仲景之人。非然者，其脉或不迟而数，但用硝、黄降之犹恐降后不解，因阴虚不能胜其燥热也，况更重用厚朴以益其燥热乎！又或其脉纵不数，而热实脉虚，但用硝、黄降之犹恐降后下脱，因其气分原亏，不堪硝、黄之推荡也，况敢重用厚朴同枳实以破其气乎！昔叶香岩用药催生，曾加梧桐叶一片作引，有效之者，转为香岩所笑。或问其故。香岩谓：余用梧桐叶一片时，其日为立秋，取梧桐一叶落也。非其时，将用梧桐叶何为？由斯知名医之治病，莫不因时制宜，原非胶柱鼓瑟也。是以愚用承气汤

·146·

时，大黄、芒硝恒皆用至七八钱，厚朴、枳实不过用二钱。或仿调胃承气汤之义，皆减去不用，外加生赭石细末五六钱，其攻下之力不减大承气原方，而较诸原方用之实为稳妥也。至其脉象数者，及脉象虽热而重按无力者，又恒先投以大剂白虎加人参汤，煎汤一大碗，分数次温饮下，以化胃中燥热，而由胃及肠即可润其燥结，往往有服未终剂，大便即通下者。且下后又无虞其不解，更无虑其下脱也。其间有大便未即通下者，可用玄明粉三钱，或西药硫苦四钱，调以蜂蜜，开水冲服；或外治用猪胆汁导法，或用食盐（若用熬火硝所出之盐更佳）融水灌肠，皆可通下。至通下之后，亦无不愈者。

《伤寒论》大承气汤病脉迟之研究及脉不迟转数者之变通下法

尝读《伤寒论》大承气汤证，其首句为"阳明病脉迟"，此见阳明病脉迟为当下之第一明征也。而愚初度此句之义，以为凡伤寒阳明之当下者，若其脉数，下后恒至不解，此言脉迟，未必迟于常脉，特表明其脉不数，无虑其下后不解耳。迨至阅历既久，乃知阳明病当下之脉原有迟者。然其脉非为迟缓之象，竟若蓄极而通，有迟而突出之象。盖其脉之迟，因肠中有阻塞也；其迟而转能突出者，因阳明火盛，脉原有力，有阻其脉之力而使之迟者，正所以激其脉之力而使有跳跃之势也。如此以解脉迟，则脉迟之当下之理自明也。

然愚临证实验以来，知阳明病既当下，其脉迟者固可下，即其脉不迟而亦不数者，亦可下。惟脉数及六至则不可下，即强下之，病必不解，或病更加剧。而愚对于此等证，原有变通之下法，即白虎加人参汤，将石膏不煎入汤中，而以所煎之汤将石膏送服者是也。愚因屡次用此方奏效，遂名之为白虎承气汤，爰详录之于下，以备医界采用。

生石膏八钱捣细，大潞党

参三钱，知母八钱，甘草二钱，粳米二钱。药共五味，将后四味煎汤一盅半，分两次将生石膏细末用温药汤送下。服初次药后，迟两点钟，若腹中不见行动，再服第二次。若腹中已见行动，再迟点半钟大便已下者，停后服。若仍未下者，再将第二次药服下。至若其脉虽数而洪滑有力者，用此方时亦可不加党参。

愚从前遇寒温证之当下而脉象数者，恒投以大剂白虎汤，或白虎加人参汤，其大便亦可通下。然生石膏必须用至四五两，煎一大碗，分数次温服，大便始可通下。间有服数剂后大便仍不通下者，其人亦恒脉净身凉，少用玄明粉二三钱和蜜冲服，大便即可通下。然终不若白虎承气汤用之较便也。

按：生石膏若服其研细之末，其退热之力一钱可抵煎汤者半两。若以之通其大便，一钱可抵煎汤者一两。是以方中只用生石膏八钱，而又慎重用之，必分两次服下也。

寒温阳明病，其热甚盛者，投以大剂白虎汤，其热稍退，翌日恒病仍如故。如此反复数次，病家遂疑药不对证，而转延他医，因致病不起者多矣。愚后拟得此方，凡遇投以白虎汤见效旋又反复者，再为治时即用石膏为末送服。其汤剂中用五六两者，送服其末不过一两，至多至两半，其热即可全消矣。

论《伤寒论》大柴胡汤原当有大黄无枳实

《伤寒论》大柴胡汤，少阳兼阳明之方也。阳明胃腑有热，少阳之邪又复挟之上升，是以呕不止，心下急，郁郁微烦。欲用小柴胡汤提出少阳之邪，使之透膈上出，恐其补胃助热而减去人参，更加大黄以降其热，步伍分明，出奇致胜，此所以为百战百胜之师也。乃后世畏大黄之猛，遂易以枳实。迨用其方不效，不得不仍加大黄，而竟忘去枳实。此大柴胡一方，或有大黄或无大黄之所由来也。此何以知之？因此方所主之病宜用大黄，不宜用枳实而知之。盖方中以柴胡为主药，原欲升提少阳之邪透膈上出，又恐力弱不能直达，故小柴胡汤中以人参助之。今因证兼阳明，故不敢复用人参以助热，而更加大黄以引阳明之热下行，此阳明与少阳并治也。然方名大柴胡，原以治少阳为主，而方中既无人参之助，若复大黄、枳实并用，以大施其开破之力，柴胡犹能引邪透膈乎？此大柴胡汤中断无大黄、枳实并用之理也。至此方若不用枳实而大黄犹可用者，因其入血分，不入气分，能降火，不至伤气，故犹不妨柴胡之上升也。

答徐韵英阳旦汤之商榷

阳旦汤即桂枝加桂汤再加附子，诚如君所言者。盖此系他医所治之案，其失处在证原有热，因脚挛误认为寒，竟于桂枝中增桂加附，以致汗出亡阳，遂至厥逆，仲景因门人之问，重申之而明其所以厥逆之故，实因汗出亡阳。若欲挽回此证使至夜半可愈，宜先急用甘草干姜汤以回其阳；虽因汗多损液以致咽干，且液伤而大便燥结成阳明之谵语，亦不暇顾。迨夜半阳回脚伸，惟胫上微拘急，此非阳之未回，实因液伤不能濡筋也。故继服芍药甘草汤以复其津液，则胫上拘急与咽喉作干皆愈。更用承气汤以通其大便，则谵语亦遂愈也。所用之药息息与病机相赴，故病虽危险可挽回也。

论少阴伤寒病有寒有热之原因及无论凉热脉皆微细之原因

伤寒以六经分篇，惟少阴之病最难洞悉。因其寒热错杂，注疏家又皆有讲解而莫衷一是。有谓伤寒直中真阴则为寒证，若自三阳经传来则为热证者，而何以少阴病初得即有宜用黄连阿胶汤及宜用大承气汤者？有谓从足少阴水化则为寒，从手少阴火化则为热者。然少阴之病，病在肾，而非病在心也。且少阴病既分寒热，其脉象当迥有判别，何以无论寒热其脉皆微细也？盖寒气侵人之重者，可直达少阴，而为直中真阴之伤寒，寒气侵入之轻者，不能直达少阴，伏于包肾脂膜之中，暗阻气化之升降，其处气化因阻塞而生热，致所伏之气亦随之化热而窜入少阴，此少阴伤寒初得即发热者也。为其窜入少阴，能遏抑肾气不能上升与心气相济，是以其证虽热，而其脉亦微细无力也。愚曾拟有坎离互根汤（在后鼠疫门），可用之以代黄连阿胶汤。初服一剂，其脉之微细者即可变为洪实。再服一剂，其脉之洪实者又复归于和平，其病亦遂愈矣。参看鼠疫中用此方之发明，应无不明彻之理矣。

或问：《内经》谓"冬伤于寒，春必温病"，此言伏气可随春阳化热为温病也。然其伏气化热之后，恒窜入少阳阳明诸经，何冬令伏气之化热者独入少阴以成少阴之伤寒乎？答曰：善哉问也。此中理之精微，正可为研究医学之资借也。盖春主升发，冬主闭藏。伏气在春令而化热，可随春气之升发而上升；若在冬令化热，即随冬气之闭藏而下降，为其下降故陷入少阴，而为少阴伤寒

也。此时令之证，原恒随时令之气化为转移也。

《伤寒论》少阴篇桃花汤是治少阴寒痢非治少阴热痢解

少阴之病寒者居多，故少阴篇之方亦多用热药。其中桃花汤治少阴病下痢脓血，又治少阴病三四日至四五日，腹痛，小便不利，下脓血者。

按：此二节之文，未尝言寒，亦未尝言热。然桃花汤之药，则纯系热药无疑也。乃释此二节者，疑下利脓血与小便不利必皆属热，遂强解桃花汤中药性，谓石脂性凉而重用一斤，干姜虽热而只用一两，合用之仍当以凉论者。然试取石脂一两六钱，干姜一钱煎服，或凉或热必能自觉，药性岂可重误乎？有谓此证乃大肠因热腐烂致成溃疡，故下脓血。《本经》谓石脂能消肿去瘀，故重用一斤以治溃疡，复少用干姜之辛烈，以消溃疡中之毒菌。然愚闻之，毒菌生于热者，惟凉药可以消之，黄连、苦参之类是也；生于凉者，惟

热药可以消之，干姜、川椒之类是也。桃花汤所主之下脓血果系热毒，何以不用黄连、苦参佐石脂，而以干姜佐石脂乎？虽干姜只用一两，亦可折为今之三钱，虽分三次服下，而病未愈者约必当日服尽。夫一日之间服干姜三钱，其热力不为小矣，而以施之热痢下脓血者，有不加剧者乎？盖下利脓血原有寒证，即小便不利亦有寒者。注疏诸家疑便脓血及小便不利皆为热证之发现，遂不得不于方中药品强为之解，斯非其智有不逮，实因临证未多耳。今特录向所治之案二则以征之。

奉天陆军连长何阁臣，年三十许，因初夏在郑州驻防多受潮湿，患痢数月不愈。至季秋还奉，病益加剧，多下紫血，杂以脂膜，腹疼下坠。或授以龙眼肉包鸦胆子吞服方，服后下痢与腹疼益剧，来院求为诊治。其脉微弱而沉，左脉几不见，俾用生硫黄细末掺熟面少许为小丸，又重用生山药、熟地黄、

龙眼肉，煎浓汤送服，连服十余剂，共服生硫黄二两半，其痢始愈。

按：此证脉微弱而沉，少阴之脉也，下紫血脂膜（初下脓血，久则变为紫血脂膜），较下脓血为尤甚矣。因其为日甚久，左脉欲无，寒而且弱，病势极危，非径用桃花汤所能胜任，故师其义而变通之，用生山药、熟地黄、龙眼肉以代石脂、粳米，用生硫黄以代干姜。数月沉疴，竟能随手奏效。设此证初起时投以桃花汤，亦必能奏效也。

奉天省公署护兵石玉和，忽然小便不通。入西医院治疗，西医治以引溺管，小便通出。有顷，小便复存蓄若干。西医又纳以橡皮管，使久在其中，有溺即通出。乃初虽稍利，继则小便仍不能出，遂来院求为诊治。其脉弦迟细弱，自言下焦疼甚且凉甚。知其小便因凉而凝滞也。为拟方用人参、椒目、怀牛膝各五钱，附子、肉桂、

当归各三钱，干姜、小茴香、威灵仙、甘草、没药各二钱。连服三剂，腹疼及便闭皆愈。遂停汤药，俾日用生硫黄细末钱许分两次服下，以善其后。方中之义，人参、灵仙并用，可治气虚小便不利；椒目、桂、附、干姜并用，可治因寒小便不利；又佐以当归、牛膝、茴香、没药、甘草诸药，或润而滑之，或引而下之，或馨香以通窍，或温通以开瘀，或和中以止疼，众药相济为功，所以奏效甚速也。

观此二案和桃花汤所主之下利脓血、小便不利皆为寒证，非热证也明矣。

答人问《伤寒论》以六经分篇未言手经足经及后世论温病者言入手经不入足经，且谓温病不宜发汗之义

《内经》之论手足各经也，凡言手经必名之为手某经，至言足经，恒但名为某经，而不明指为足某经。故凡《内经》浑曰某经而未明言其为手经、足经者，皆足经也。仲师《伤寒论》以六经分篇，其为足经、手经亦皆未明言，而以《内经》之例推之，其确为足经无庸再议。诚以人之足经长，手经短，足经原可以统贯全身，但言足经，手经亦即寓其中矣。至其既以足六经分篇而不明言足六经者，在仲师虽循《内经》定例，而实又别具深心也。夫伤寒之证固属于足经者多，而由足经以及手经者亦时有之。诚以人之手、足十二经，原无处不相贯通，是以六经分篇之中，每篇所列之证皆有连及手经之病。若于分篇之际显以足某经名之，将有时兼有手经之病人亦误认为足经矣。惟浑之曰某经，是原以足经为主，实即容纳手经于足经之中，此著书者提纲挈领之法，不欲头绪纷繁令人难于领略也。后世未窥仲师之深意，竟有谓伤寒入足经不入手经者。而麻黄汤中麻黄与杏仁同用，非因其所治之证于手太阴有涉乎？承气汤中大黄与朴硝

同用，非因其所治之证于手阳明有涉乎？知此二方，余可类推也。

至谓温病入手经不入足经者，其说尤为不经。何以言之？《伤寒论》第六节曰："太阳病，发热而渴，不恶寒者为温病。"此太阳为手太阳乎？抑为足太阳乎？此固无容置辩者也。盖温病以风温为正，亦以风温为多，故本节继曰："若发汗已，身灼热者，名曰风温"，云云。夫温以风成，必足太阳先受之，此一定之理也。惟患风温之人多系脏腑间先有蕴热，因其冬日薄受外感，未能遽发，所感之邪伏于三焦脂膜之中，随春阳而化热，继又薄受外感，所化之热邪受激动而骤发；初则外表略有拘束，历数小时即表里俱壮热。此近代论温病者多忌用药汗解，而惟投以清解之剂，若银翘散、桑菊饮诸方是也。然此等方在大江以南用之，原多效验，因其地暖气和，人之肌肤松浅，温邪易解散也。而北人之用其方者，恒于温病初得不能解散，致温病传经深入，浸成危险之证。愚目睹心伤，因自拟治温病初得三方，一为清解汤，一为凉解汤，一为寒解汤。三方皆以汗解为目的，视表邪内热之轻重为分途施治。其表邪重内热轻者，用第一方。表邪内热平均者，用第二方。表邪轻内热重者，用第三方。方证吻合，服之皆一汗而愈。后南游至汉皋，用此三方以治温病之初得者，亦莫不随手奏效。由斯知南方于温病之初得，亦非不可发汗，特视所用发汗之药何如耳。且其方不独治春温有效也。拙著《衷中参西录》初出版于奉天。戊午仲秋奉天温病盛行，统户口全数计之，病者约有三分之一，其病状又皆相似，是温而兼疫矣。有天地新学社友人刘子修者，在奉北开原行医，彼见《衷中参西录》载此三方，遂斟酌用之，救愈之人不胜计，一方惊为神医，为之建立医院于开原车站。由斯知春温、秋温及温而兼疫者，其初得之时皆可汗解也。

至于伏气成温，毫无新受之外感者，似不可发汗矣。然伏气之伏藏皆在三焦脂膜之中，其化热后乘时萌动，若有向外之机，正可因其势而利导之，俾所用之药与内蕴之热化合而为汗（凉润与燥热化合即可作汗），拙拟之三方仍可随证施用也。若其伏气内传阳明之腑而变为大渴大热之证，此宜投以白虎汤或白虎加人参汤，为伤寒、温病之所同，固不独温病至此不宜发汗也。且既为医者，亦皆知此证不可发汗也。然服药后而能自汗者固屡见耳。至其人因冬不藏精而病温，伏气之邪或乘肾虚下陷而成少阴之证者，其蕴热至深，脉象沉细，当其初得固不可发汗，亦非银翘、桑菊等方清解所能愈也。愚师仲师之意，恒将《伤寒论》中白虎加人参汤与黄连阿胶汤并为一方，为有石膏，可省去芩、连、芍药，而用鲜白茅根汤煎，恒随手奏效。盖此证因下陷之热邪伤其肾阴，致肾气不能上潮于心，其阴阳之气不相接续，是以脉之跳动无力，用阿胶、鸡子黄以滋补肾阴，白虎汤以清肃内热，即用人参以助肾气上升，茅根以透内邪外出，服后则脉之沉细者自变为缓和，复其常度，脉能复常，病已消归无有矣。夫伤寒、温病西人之所短，实即吾人之所长也。惟即所长者而益加精研，庶于医学沦胥之秋而有立定脚跟之一日。此愚所以不避好辩之名，虽与前哲意见有所龃龉而亦不暇顾也。

温病之治法详于《伤寒论》解

伤寒、温病之治法始异而终同。至其病之所受，则皆在于足经而兼及于手经。乃今之论寒温者，恒谓伤寒入足经不入手经，温病入手经不入足经。夫人之手足十二经原相贯通，谓伤寒入足经不入手经者，固为差谬，至谓温病入手经不入足经者，尤属荒唐。何以言之？《伤寒论》之开始也，其第一节浑言太阳之为病，此太阳实总括中风、伤寒、温病在内，故其下将太阳病平分为三项，其第二节论太阳中风，第三节论太阳伤寒（四节五节亦论伤寒，当归纳于第三节中），第六节论太阳温病。故每节之首皆冠以"太阳病"三字。此太阳为手太阳乎？抑为足太阳乎？此固无容置辩者也。由斯知，中风、伤寒、温病皆可以伤寒统之（《难经》谓"伤寒有五"，中风、温病皆在其中），而其病之初得皆在足太阳经，又可浑以太阳病统之也。盖所谓太阳之为病者，若在中风、伤寒，其头痛、项强、恶寒三证可以并见。若在温病，但微恶寒即可为太阳病（此所谓证不必具，但见一证即可定为某经病也），然恶寒须臾即变为热耳。

曾治一人，于季春夜眠之时因衾薄冻醒，遂觉周身恶寒，至前午十句钟表里皆觉大热，脉象浮洪，投以拙拟凉解汤，一汗而愈。又尝治一人，于初夏晨出被雨，遂觉头疼周身恶寒，至下午一句钟即变为大热，渴嗜饮水，脉象洪滑，投以拙拟寒解汤亦一汗而愈。

至如此凉药而所以能发汗者，为其内蕴之燥热与凉润之药化合，自然能发汗，又少用达表之品以为之引导，故其得汗甚速，汗后热亦尽消也。此二则，皆温病也，以其初得犹须臾恶寒，故仍可以太阳病统之。即其化热之后病兼阳明，然亦必先入足阳明，迨至由胃及肠，大便燥结，而后传入手阳明，安得谓温病入手经不入足经乎。

由斯知，《伤寒论》一书，原以中风、伤寒、温病平分三项，特于太阳首篇详悉言之，以示人以入手之正路。至后论治法之处，则三项中一切诸证皆可浑统于六经，但言某经所现之某种病宜治以某方，不复别其为中风、伤寒、温病，此乃纳繁于简之法，亦即提纲挈领之法也。所尤当知者，诸节中偶明言中风者，是确指中风而言。若明言为伤寒者，又恒统中风、温病而言。以"伤寒"二字为三项之总称，其或为中风，或为伤寒，或为温病，恒于论脉之处有所区别也。至于六经分编之中，其方之宜于温病者不胜举，今将其显然可见者约略陈之于下。

一为麻杏甘石汤。其方原治汗出而喘无大热者。以治温病，不必有汗与喘之兼证也，但其外表未解，内有蕴热者即可用。然用时须斟酌其热之轻重。热之轻者，麻黄宜用钱半，石膏宜用六钱（石膏必须生用，若煅之则闭人血脉，断不可用）；若热之重者，麻黄宜用一钱，石膏宜用一两。至愚用此方时，又恒以薄荷叶代麻黄（薄荷叶代麻黄时其分量宜加倍），服后得微汗，其病即愈。盖薄荷叶原为温病解表最良之药，而当仲师时犹未列于药品，故当日不用也。

一为大青龙汤。《伤寒论》中用大青龙汤者有二节。一为第三十七节。其节明言太阳中风脉浮紧。夫《伤寒论》首节论太阳之脉曰浮，原统中风、伤寒而言。至第二节则言脉缓者为中风，是其脉为浮中之缓也，第三节则言脉阴阳俱紧者为伤寒，是其脉为浮中之紧也。今既明言中风，其脉不为浮缓而为浮紧，是中风病中现有伤寒之脉，其所中者当为凛

冽之寒风，而于温病无涉也。一为第三十八节。细审本节之文，知其确系温病。何以言之？以脉浮缓，身不疼，但重，无少阴证也。盖此节开端虽明言伤寒，仍是以"伤寒"二字为中风、伤寒、温病之总称。是以伤寒初得脉浮紧，温病初得脉浮缓。伤寒初得身多疼，温病初得身恒不疼而但重（《伤寒论》第六节温病提纲中原明言身重）。伤寒初得恒有少阴证，温病则始终无少阴证（少阴证有寒有热，此指少阴之寒证言，为无少阴寒证，所以敢用大青龙汤，若少阴热证温病中恒有之，正不妨用大青龙汤矣）。此数者皆为温病之明征也。况其病乍有轻时，若在伤寒必不复重用石膏；惟系温病则仍可重用石膏如鸡子大，约有今之四两，因温病当以清燥热救真阴为急务也。至愚用此方时，又恒以连翘代桂枝。虽桂枝、连翘均能逐肌肉之外感，而一则性热，一则性凉。温病宜凉不宜热，故用桂枝不如用连翘。而当日仲师不用者，亦因其未列入药品也

·156·

（《伤寒论》方中所用之连翘是连翘根，能利水不能发汗）。况大青龙汤中桂枝之分量，仅为麻黄三分之一，仲师原因其性热不欲多用也。

一为小青龙汤。其方外能解表，内能涤饮，以治外感痰喘诚有奇效，中风、伤寒、温病皆可用。然宜酌加生石膏，以调麻、桂、姜、辛之热方效。是以《伤寒论》小青龙汤无加石膏之例，而《金匮》有小青龙加石膏汤，所以补《伤寒论》之未备也。至愚用此汤时，遇挟有实热者，又恒加生石膏至一两强也。

一为小柴胡汤。其方中风、伤寒病皆可用。而温病中小柴胡汤证，多兼呕吐黏涎，此少阳之火与太阴之湿化合而成也（少阳传经之去路为太阴），宜于方中酌加生石膏数钱或两许，以清少阳之火，其黏涎自能化水从小便中出。夫柴胡既能引邪上出，石膏更能逐热下降，如此上下分消，故服药后无事汗解，即霍然痊愈也。

以上所述诸方，大抵宜于温病初得者也。至温病传经已深，若清燥热之白虎汤、白虎加人参汤，通肠结之大小承气汤，开胸结之大小陷胸汤，治下利之白头翁汤、黄芩汤，治发黄之茵陈栀子柏皮等汤，及一切凉润清火育阴安神之剂，皆可用于温病者，又勿庸愚之赘语也。

至于伏气之成温者，若《内经》所谓"冬伤于寒，春必病温""冬不藏精，春必病温"之类，《伤寒论》中非无其证。特其证现于某经，即与某经之本病无所区别。仲师未尝显为指示，在后世原难明辨。且其治法与各经之本病无异，亦无需乎明辨也。惟其病在少阴则辨之甚易。何者？因少阴之病，寒热迥分两途，其寒者为少阴伤寒之本病；其热者大抵为伏气化热之温病也。若谓系伤寒入少阴久而化热，何以少阴病两三日，即有宜用黄连阿胶汤、大承气汤者？盖伏气皆伏于三焦脂膜之中，与手足诸经皆有贯通之路，其当春阳化热而萌动，恒视脏腑虚弱之处以为趋向，所谓"邪之所凑，其处必虚"也。其人或因冬不藏精，少阴之脏必虚，而伏气之化热者即乘虚而入，遏抑其肾气不能上升与心气相接续，致心脏跳动无力，遂现少阴微细之脉。故其脉愈微细，而所蕴之燥热愈甚。用黄连以清少阴之热，阿胶、鸡子黄以增少阴之液，即以助少阴肾气之上达，俾其阴阳之气相接续，脉象必骤有起色，而内陷之邪热亦随之外透矣。至愚遇此等证时，又恒师仲师之意而为之变通，单用鲜白茅根四两，锉碎，慢火煎两三沸，视茅根皆沉水底，其汤即成，去渣取清汤一大碗，顿服下，其脉之微细者必遽变为洪大有力之象。再用大剂白虎加人参汤，煎汤三茶杯，分三次温饮下，每服一次调入生鸡子黄一枚，其病必脱然痊愈。用古不必泥古，仲师有知亦当不吾嗔也。

按：西人新生理学家谓副肾髓质之分泌素减少，则脉之跳动必无力。所谓副肾髓质者，指两肾之间命门而言也。盖命门为督脉入脊之门，因督脉含有脊髓，故曰副肾髓质。其处为肾系之根蒂，脂膜相连，共为坎卦，原与两肾同为少阴之脏。其中分泌素减少，脉即跳动无力，此即少阴病脉微细之理。西人又谓鸡子黄中含有副肾碱。副肾碱者，即所谓副肾髓质之分泌素也。此即黄连阿胶汤中用鸡子黄以滋肾之理。且鸡子黄既含有副肾髓质之分泌素，是其性能直接补肾，此又黄连阿胶汤中鸡子黄生用之理。以西人费尽研究工夫所得至精至奥之新生理，竟不能出《伤寒论》之范围，谁谓吾中华医学陈腐哉。

《伤寒论》中有治温病初得方用时宜稍变通说（应汉皋冉雪峰君征稿）

伤寒与温病始异而终同，故论者谓《伤寒论》病入阳明以后诸方，皆可用之于温病，而未传阳明以前诸方，实与温病不宜，斯说也，善则善矣。然细阅《伤寒论》诸方，愚又别有会心也。《伤寒论》谓："太阳病，发热而渴，不恶寒者，为温病。若发汗已，身灼热者，名风温。风温之为病，脉阴阳俱浮，自汗出，身重，多眠睡，息必鼾，言语难出。"此仲景论温病之提纲也。乃提纲详矣，而其后未明言治温病之方，后世以为憾事。及反复详细观之，乃知《伤寒论》中原有治温病之方。汇通参观，经义自明。其第六十一节云："发汗后，不可更行桂枝汤。汗出而喘，无大热者，可与麻杏甘石汤。"夫此节之所谓发汗后，即提纲之所谓若发汗也。此节之所谓喘，即提纲之所谓息必鼾也；由口息而喘者，由鼻息即鼾矣。此节之所谓无大热，即提纲之所谓身灼热也。为其但身灼热，是其热犹在表，心中仍无大热。两两比较，此节原与提纲之文大略相同，而皆为温病无疑也。其所以汗后不解而有种种诸病者，必其用温热之药强发其汗，以致汗出之后病转加剧。仲景恐人见其有汗误认为桂枝汤证而再投以桂枝汤，故特诫之曰"不可更行桂枝汤"，宜治以麻杏甘石汤。则麻杏甘石汤实为温病表证之的方，虽经误治之后，其表证尤在者，仍可用之以解表也。盖古人立言简贵，多有互文以见义者。为此节所言之病状即温病提纲所言之病状，故此节不再申明其为温病。为提纲未言治法，而此节特言明治法，以补提纲所未备。将此二节相并读之，无待诠解自明也。然此所论者，风温初得之治法（提纲明言风温之为病）。若至冬伤于寒及冬不藏精至春乃发之温病，或至夏秋乃发之温病，恒有初发之时即于表证无涉者，又不必定用麻杏甘石汤也。

或问：此节经文注疏家有疑其有差误者，以为既言汗出，何以复用麻黄？既无大热，何以重用石膏？此诚可疑之点，敢以相质。答曰：此方之用麻黄者，原借以治喘，兼以助石膏之力使达于表也。用石膏者，虽借以清热，亦以调麻黄之性使不过发也。盖此证之热在胃者少，在胸者多，胸居上焦，仍为太阳部位，即此证仍属表证。方中麻黄、石膏并用，石膏得麻黄则凉不留中，麻黄得石膏则发有监制。服后药力息息上达，旋转于膺胸之间，将外感邪热徐徐由皮毛透出，而喘与汗遂因之自愈。仲景制方之妙，实具有化机，而又何疑乎！且石膏性微寒，原非大寒，《本经》载有明文，是以白虎汤用之以清阳明之大热，必佐以知母而后能建奇功。为此证无大热，所以不用知母也。况此节之文两见于《伤寒论》，所微异者，一在发汗后，一在下后也。岂一节之文差，而两节之文皆差乎？特是此节经文虽无差误，而愚用麻杏甘石汤时，于麻黄、石膏之分量恒有变通。原方分量，石膏为麻黄之两倍。而愚遇此证热之剧者，必将麻黄减轻，石膏加重，石膏恒为麻黄之十倍；即其热非剧，石膏之分量亦必五倍于麻黄也。

或问：麻杏甘石汤既可为温病表证之的方，何以《衷中参西录》治温病初得诸方，薄荷、连翘、蝉蜕诸药与石膏并用，而不以麻黄与石膏并用乎？答曰：此当论世知人而后可与论古人之方。仲景用药多遵《本经》，薄荷古原名苛，《本经》不载，《别录》亦不载，当仲景时犹未列于药品可知。蚱蝉虽载于《本经》，然古人只知用蝉，不知用蜕，较之蝉蜕皮以达皮者，实远不如，故仲景亦不用。至连翘古惟用根，即麻黄连翘赤小豆汤之连翘。其发表之力，亦不如连翘也。故身发黄病者，仲景用之以宣通内热利水去湿，非用以发表也。为此三种药当仲景时皆未尝发明，故于温病之初候原宜辛凉解肌者，亦以麻黄发之，且防麻黄之热，而以石膏佐之也。若仲景生当今日，则必不用麻黄而用薄荷、连翘、蝉蜕诸药矣。即初起之证兼喘者，似必赖麻黄之泻肺定喘，而代以薄荷亦可奏效（观小青龙汤证兼喘者，去麻黄加杏仁是治外感之喘不必定用麻黄）。盖此节所言之病状，若在伤寒，原宜麻黄与石膏并用，而在温病，即宜薄荷与石膏并用。若其喘甚轻者，在温病中更宜以牛蒡代杏仁也。

按：麻杏甘石汤柯韵伯亦谓系治温病之方，而愚作此说时犹未见柯氏之说也。为拙说复于柯氏说外另有发明，故仍录之。

论伤寒温病神昏谵语之原因及治法

伤寒温病皆有谵语神昏之证，论者责之阳明胃实。然又当详辨其脉象之虚实，热度之高下，时日之浅深，非可概以阳明胃实论也。

其脉象果洪而有力，按之甚实者，可按阳明胃实治之。盖胃腑之热上蒸，则脑中之元神、心中之识神皆受其累，是以神昏谵语，不省人事，或更大便燥结，不但胃实，且又肠实，阻塞肾气不能上交于心，则亢阳无制，心神恍惚，亦多谵妄，或精神不支，昏愦似睡。若斯者，可投以大剂白虎汤，遵《伤寒论》一煎三服之法，煎汤三盅，分三次温饮下。其大便燥结之甚者，可酌用大、小承气汤（若大便燥结不甚者但投以大剂白虎汤，大便即可通下），其神昏谵语自愈也。

有脉象确有实热，其人神昏谵语，似可用白虎汤矣，而其脉或兼弦、兼数，或重按仍不甚实者，宜治以白虎加人参汤。

曾治一农家童子，劳力过度，因得温病。脉象弦而有力，数近六至。谵语不休，所言皆劳力之事。本拟治以白虎加人参汤，因时当仲夏，且又童年少阳之体，遂先与以白虎汤。服后脉搏力减，而谵语益甚。幸其大便犹未通下，急改用白虎加人参汤，将方中人参加倍，煎汤三茶杯，分三次温饮下，尽剂而愈。盖脉象弦数，真阴必然亏损，白虎加人参汤能于邪热炽盛之中滋其真阴，即以退其邪热。盖当邪热正炽时，但用玄参、沙参、生地诸药不能滋阴，因其不能胜邪热，阴分即无由滋长也。惟治以白虎加人参汤，则滋阴退热一举两得，且能起下焦真阴与上焦亢甚之阳相济，是以投之有捷效也。

其证若在汗、吐、下后，脉虽洪实，用白虎汤时亦宜加人参。

曾治一县署科长，温病之热传入阳明，脉象洪实有力，谵语昏瞀。投以大剂白虎汤，热退强半，脉力亦减，而其至数转数，一息六至，谵语更甚。细询其病之经过，言数日前因有梅毒服降药两次。遂急改用白虎加人参汤，亦倍用人参（此两案中用白虎加人参汤皆将人参倍加者，因从前误用白虎汤也，若开首即用白虎加人参汤，则人参无事加倍矣），煎汤三杯，分三次温饮下，亦尽剂而愈。

有伏气为病，因肾虚窜入少阴，遏抑肾气不能上升与心相济，致心脉跳动无力，燥热郁中不能外透，闭目昏昏似睡，间作谵语。此在冬为少阴伤寒之热证，在春为少阴温病。宜治以大剂白虎加人参汤，用鲜白茅根煮水以之煎药，取汤三盅，分数次饮下自愈。

有患寒温者，周身壮热，脉象洪实，神昏不语。迨用凉药清之，热退脉近和平，而仍然神昏或谵语者，必兼有脑髓神经病，当继用治脑髓神经之药。

曾治一学校学生，温病热入阳明，脉象甚实，神昏不语，卧床并不知转侧。用白虎汤清之，服两剂后热退十之七八，脉象之洪实亦减去强半，自知转侧，而精神仍不明了。当系温病之热上蒸，致其脑膜生炎而累及神经也。遂改用小剂白虎加人参汤，又加羚羊角二钱（另煎兑服），一剂而愈。又治一幼童，得温病三日，热不甚剧，脉似有力，亦非洪实，而精神竟昏昏似睡，不能言语，此亦温病兼脑膜炎也。因其温病甚轻，俾但用羚羊角钱半煎汤服之，其病霍然顿愈。盖羚羊角中天生木胎，性善解热而兼有条达上升之性，况其角生于头，原与脑部相连，故善入人之脑中以清热也。

有寒温之病，传经已遍，将欲作汗，其下焦阴分虚损，不能与上焦之阳分相济以化汗，而神昏谵语者。

曾治一壮年，仲夏长途劳役，因受温病已过旬日，精神昏愦，谵语不省人事，且两手乱动不休，其脉弦而浮，一息近六至，不任循按，两尺尤甚。投以大滋真阴之品，若玄参、生地黄、生山药、甘枸杞、天门冬之类，共为一大剂煎服，一日连进二剂，当日得汗而愈。

有寒温之病服开破降下之药太过，伤其胸中大气，迨其大热已退，而仍然神昏或谵语者。

曾治一壮年得温病，延医服药二十余日，外感之热尽退，精神转益昏沉。及愚视之，周身皆凉，奄奄一息，呼之不应，舌干如磋，毫无舌苔，其脉象微弱而迟，不足四至，五六呼吸之顷必长出气一次。此必因服开降之药太过，伤其胸中大气也。盖胸中大气因受伤下陷，不能达于脑中则神昏；不能上潮于舌本则舌干；其周身皆凉者，大气因受伤不能宣布于营卫也；其五六呼吸之顷必长出气一次者，因大气伤后不能畅舒，故太息以舒其气也。遂用野台参一两，柴胡一钱，煎汤灌之，连服两剂痊愈。又治一少年，于初春得伤寒，先经他医治愈，后因饮食过度，病又反复，投以白虎汤治愈。隔三日，陡然反复甚剧，精神恍惚，肢体颤动，口中喃喃皆不成语。诊其脉，右部寸关皆无力而关脉尤不任循按。愚曰：此非病又反复，必因前次之过食病复，而此次又戒饮食过度也。饱食即可愈矣。其家人果谓有鉴前失，数日所与饮食甚少，然其精神昏愦若斯，恐其不能饮食。愚曰：果系因饿而成之病，与之食必然能食。然仍须撙节与之，多食几次可也。其家人果依愚言，十小时中连与饮食三次，病若失。盖人胸中大气原借水谷之气以为培养，病后气虚，又乏水谷之气以培养之，是以胸中大气虚损而现种种病状也。

然前案因服开降之药伤其大气，故以补气兼升气之药治之。后案因水谷之气缺乏虚其大气，故以饮食治之。斯在临证者精心体验，息息与病机相符耳。

有温而兼疹，其毒热内攻瞀乱其神明者。

曾治一少年，温病热入阳明，连次用凉药清之，大热已退强半，而心神骚扰不安，合目恒作谵语。其脉有余热，似兼紧象。因其脉象热而兼紧，疑其伏有疹毒未出。遂投以小剂白虎汤，送服羚羊角细末一钱，西药阿斯必林二分。表出疹粒满身而愈。又治一幼女患温疹，其疹出次日即靥，精神昏昏似睡，时有惊悸，脉象数而有力。投以白虎汤加羚羊角

钱半（另煎兑服），用鲜芦根三两煮水以之煎药，取汤两茶盅，分三次温饮下，其疹得出，病亦遂愈。

有其人素多痰饮，其寒温之热炽盛与痰饮互相胶漆以乱其神明者。药物学瓜蒌解下附有治验之案可参观。

曾治一童子，得温病三四日，忽觉痰涎结胸，其剧时痰涎上壅，即昏不知人，脉象滑而有力。遂单用新炒栝楼仁四两，捣碎，煎汤一大茶盅，服之顿愈。又，治一童子，证脉皆如前。用蒌仁三两，苏子五钱，煎汤亦服之顿愈。

有温疫传染之邪由口鼻传入，自肺传心，其人恒无故自笑，精神恍惚，言语错乱，妄言妄见者。

曾治一媪患此证，脉象有力，关前摇摇而动。投以拙拟护心至宝丹（方载三期一卷，系生石膏一两，潞党

参、犀角、羚羊角各二钱，朱砂三分，东牛黄一分，将前四味煎汤送服后二味），一剂而愈。

以上所谓寒温诸证，其精神昏愦谵语之原因及治法大略已备。至于变通化裁，相机制宜，又在临证者之精心研究也。

伤寒风温始终皆宜汗解说

伤寒初得宜用热药发其汗，麻黄、桂枝诸汤是也。风温初得宜用凉药发其汗，薄荷、连翘、蝉蜕诸药是也。至传经已深，阳明热实，无论伤寒、风温，皆宜治以白虎汤。而愚用白虎汤时，恒加薄荷少许，或连翘、蝉蜕少许，往往服后即可得汗。即但用白虎汤，亦恒有服后即汗者。因方中石膏原有解肌发表之力（因含有硫氧氢原质），故其方不但治阳明腑病，兼能治阳明经病，况又少加辛凉之品引之，以由经达表，其得汗自易易也。

曾治邻村夏姓，年三十余。秋冬令感冒风寒，周身恶寒无汗，胸间烦躁。原是大青龙汤证。医者投以麻黄汤，服后分毫无汗，而烦躁益甚，几至疯狂。其脉洪滑异常，两寸皆浮，而右寸尤甚。投以拙拟寒解汤（方载三期五卷），覆杯之顷，汗出如洗而愈。

又治邑北境常庄于姓，年四旬，为风寒所束不得汗，胸中烦热，又兼喘促。医者治以苏子降气汤兼散风清火之品，数剂病益进。诊其脉，洪滑而浮，投以寒解汤，须臾上半身即汗。又须臾，觉药力下行，至下焦及腿亦皆出汗，病若失。

又治邑中故县李姓少年，得温病，延医治不效，迁延旬余。诊其脉，洪而实，仍兼浮象。问其头疼乎？曰：然！渴欲饮凉水乎？曰：有时亦饮凉水，然不至燥渴耳。知其为日虽多，而阳明之热犹未甚实，表证犹未尽罢也。

投以寒解汤，病人畏服药，先饮一半，即汗出而愈。仍俾服余一半以清未净之热。然其大热已消，再服时亦不出汗矣。

又治一妊妇伤寒三日，脉洪滑异常，右脉关前兼浮，舌苔白厚，精神昏愦，间作谵语，为开寒解汤方。有一医者在座，问方中之义何居？答曰：欲汗解耳。问此方能得汗乎？曰：此方用于此等证脉，必能得汗。若泛作汗解之药服之，不能汗也。饮下须臾汗出而愈。医者讶为奇异。愚因晓之曰：此方在拙著《衷中参西录》中，原治寒温证周身壮热，心中热而且渴，舌苔白而欲黄，其脉洪滑或兼浮，或头犹觉疼，或周身犹有拘束之意者。果如方下所注证脉，服之覆杯可汗，勿庸虑其不效也。盖脉象洪滑，阳明腑热已实，原是白虎汤证。至洪滑兼浮，舌苔犹白，是仍有些些表证未罢。故方中重用石膏、知母以清胃腑之热，复少用连

翘、蝉蜕之善达表者，引胃中化而欲散之热仍还于表，作汗而解。斯乃调剂阴阳，听其自汗，非强发其汗也。医者闻之甚悦服。

至其人气体弱者，可用补气之药助之出汗。

曾治本村刘叟，年七旬，素有劳疾，薄受外感即发喘逆，投以小青龙汤去麻黄，加杏仁、生石膏，辄愈。上元节后，因外感甚重，旧病复发，五六日间，热入阳明之腑，脉象弦长浮数，按之有力，却无洪滑之象（此外感兼内伤之脉）。投以寒解汤加潞参三钱，一剂汗出而喘愈。再诊其脉，余热犹炽，继投以白虎加人参汤，以生山药代粳米，煎一大剂，分三次温饮下，尽剂而愈。

若阴分虚损者，可用滋阴之药助之出汗。

曾治邻村高姓少年，因

孟夏长途劳役得温病，医治半月无效。其两目清白，竟无所见，两手循衣摸床，乱动不休，谵语不省人事。其大便从前滑泻，此时虽不滑泻，每日仍溏便一两次。脉象浮数，右寸之浮尤甚，两尺按之即无。因思此证目清白无见者，肾阴将竭也。手循衣摸床者，肝风已动也。病势已危至极点。幸喜脉浮为病有还表之机，右寸浮尤甚，为将汗之势。其所以将汗而不汗者，人身之有汗如天地之有雨，天地阴阳和而后雨，人身亦阴阳和而后汗，此证尺脉甚弱，阳升而阴不应，汗何由作。当用大润之剂峻补真阴，济阴以应其阳，必能自汗。遂用熟地、玄参、生山药、枸杞之类约六七两，煎汤一大碗，徐徐温饮下，一日连进二剂，即日大汗而愈。

至其人阳分阴分俱虚，又宜并补其阴阳以助之出汗。

张景岳曾治一叟得伤寒证，战而不汗。于其翌日发战之时，投以大剂八味地黄汤，须臾战而得汗。继因汗多亡阳，身冷汗犹不止，仍投以原汤，汗止病亦遂愈。用其药发汗，即用其药止汗，是能运用古方入于化境者也。

至少阳证为寒热往来，其证介于表里之间，宜和解不宜发汗矣。然愚对于此证，其热盛于寒者，多因证兼阳明，恒于小柴胡汤中加玄参八钱，以润阳明之燥热。其阳明之燥热化而欲散，自能还于太阳而作汗，少阳之邪亦可随汗而解。其寒盛于热者，或因误服降下药虚其气分，或因其气分本素虚，虽服小柴胡汤不能提其邪透膈上出，又恒于小柴胡汤中加薄荷叶二钱，由足少阳引入手少阳，借径于游部（手足少阳合为游部）作汗而解。此即《伤寒论》所谓"柴胡证具，而以他药下之，柴胡证仍在者，复与小柴胡汤，必蒸蒸而振，却发热汗出而解也。"然助以薄荷则出汗较易，即由汗解不必蒸蒸而振，致有战汗之状也。

至于当用承气之证，却非可发汗之证矣。然愚临证经验以来，恒有投以三承气汤，大便犹未降下而即得汗者。盖因胃腑之实热既为承气冲开，其病机自外越也。若降之前未尝得汗，既降之后亦必于饮食之时屡次些些得汗，始能脉净身凉。若降后分毫无汗，其热必不能尽消，又宜投以竹叶石膏汤，或白虎加人参汤，将其余热消解将尽，其人亦必些些汗出也。此所谓伤寒、风温始终皆宜汗解也。

答徐韵英读《伤寒论》质疑四则

古人之书不可不信，又不可尽信。孟子曰：吾于武成，取二三册而已矣。夫孟子为周人，武成为其当代之书，而犹云然，况其为上下数千年，中间更历十余代，又几经变乱之余，且成于后世之编辑，如仲景之《伤寒论》者乎。愚不揣固陋，敢将徐君所疑《伤寒论》四则，反复陈之。

第一疑：在太阳下篇第二十节。其节为"病在太阳之表，而不知汗解，反用凉水噀之、灌之，其外感之寒已变热者，经内外之凉水排挤，不能出，入郁于肉中而烦热起粟。然其热在肌肉，不在胃腑，故意欲饮水而不渴，治宜文蛤散。"夫文蛤散乃蛤粉之未经煅炼者也。服之，其质不化，药力难出，且虽为蛤壳，而实则介虫之甲，其性沉降，达表之力原甚微，借以消肉上之起粟似难奏功。故继曰：若不瘥者，与五苓散。其方取其能利湿兼能透表，又能健运脾胃以助利湿透表之原动力，其病当瘥矣。然又可虑者，所灌之凉水过多，与上焦外感之邪互相胶漆而成寒实结胸，则非前二方所能治疗矣。故宜用三物小陷胸汤或白散。夫白散之辛温开通，用于此证当矣。至于三物小陷胸汤，若即系小陷胸汤，用于此证，以寒治寒，亦当乎？注家谓此系反治之法。

夫反治者，以热治寒，恐其扞格而少用凉药为引，以为热药之反佐，非纯以凉药治寒也。盖注者震摄于古人之隆名，即遇古书有舛错遗失之处，亦必曲为原护，不知此正所以误古人而更贻误后人也。是以拙著《衷中参西录》，于古方之可确信者，恒为之极力表彰，或更通变化裁，推行尽致，以穷其妙用；于其难确信者，则恒姑为悬疑，以待识者之论断。盖欲为医学力求进化，不得不如斯也。

按：此节中三物小陷胸汤，唐容川疑其另为一方，非即小陷胸汤。然伤寒太阳病实鲜有用水噀、水灌之事，愚疑此节非仲景原文也。

第二疑：在太阳下篇三十二节。其节为："太阳病，医发汗，遂发热恶寒，因复下之，心下痞，表里俱虚，阴阳并竭，无阳则阴独，复加烧针，因胸烦，面色青黄，肤瞤者难治，今色微黄，手足温者，易治。"

按：此节文义，必有讹遗

之字。"阴阳并竭"句，陈氏释为阴阳气不交，甚当。至"无阳则阴独"句，鄙意以为"独"下当有"结"字。盖言误汗误下，上焦阳气衰微，不能宣通，故阴气独结于心下而为痞也。夫郭公夏五三豕渡江之类，古经迭见，若必句句按文解释，不亦难乎！

第三疑：在太阳下篇五十四节。其节为"伤寒脉浮滑。夫滑则热入里矣，乃滑而兼浮，是其热未尽入里，半在阳明之腑，半在阳明之经也。在经为表，在腑为里，故曰表有热，里有寒。"《内经》谓："热病者，皆伤寒之类也。又谓：人之伤于寒也，则为病热。"此所谓里有寒者，盖谓伤寒之热邪已入里也。陈氏之解原如斯，愚则亦以为然。至他注疏家，有谓此寒热二字宜上下互易，当作外有寒里有热者。然其脉象既现浮滑，其外表断不至恶寒也。有谓此寒字当系痰之误，因痰寒二音相近，且脉滑亦为有痰之证也。然在寒温，其脉有滑象原主阳明之热已实，且足征病者气血素充，治亦易愈。若因其脉滑而以为有痰，则白虎汤岂为治痰之剂乎！

第四疑：在阳明篇第七十六节。其节为"病人无表里证，盖言无头痛项强恶寒之表证，又无腹满便硬之里证也"。继"谓发热七八日虽脉浮数者，可下之"，此数语殊令人诧异。夫脉浮宜汗，脉数忌下，人人皆知，况其脉浮数并见而竟下之，其病不愈而脉更加数也必矣。故继言假令已下脉数不解云云。后则因消谷善饥，久不大便而复以抵当汤下之。夫寒温之证脉数者，必不思饮食，未见有消谷善饥者。且即消谷善饥，不大便，何以见其必有瘀血，而轻投以抵当汤乎？继则又言若脉数仍不解而下不止云云，是因一下再下而其人已下脱也。夫用药以解其脉数，其脉数未解，而转致其下脱，此其用药诚为节节失宜，而犹可信为仲景之原文乎？试观阳明篇第三十一节，仲景对于下证如何郑重。将两节文对观，则此节为伪作昭然矣。夫古经之中，犹不免伪作（如《尚书》之今文），至方术之书，其有伪作也原无足深讶。所望注疏家审为辨别而批判之，不至贻误于医界，则幸甚矣！

答王景文问《神州医药学报》何以用真武汤治其热日夜无休止立效

《伤寒论》真武汤乃仲景救误治之方。其人本少阴烦躁，医者误认为太阳烦躁而投以大青龙汤，清之散之太过，遂至其人真阳欲脱，而急用真武汤以收回其欲脱之元阳，此真武汤之正用也。观《神州医药学报》所述之案，原系外感在半表半里，中无大热，故寒热往来，脉象濡缓，而投以湿温之剂，若清之散之太过，证可变为里寒外热（即真寒假热），其元阳不固较少阴之烦躁益甚，是以其热虽日夜无休止，口唇焦而舌苔黄腻，其脉反细数微浮而濡也。若疑脉数为有热，而数脉与细浮濡三脉并见实为元阳摇摇欲脱之候，犹火之垂垂欲灭也。急用真武汤以迎回元阳，俾复本位，则内不凉而外不热矣。是投以真武汤原是正治之法，故能立建奇功，此中原无疑义也。特其语气激昂，务令笔锋摇曳生姿，于病情之变更，用药之精义皆未发明，是以阅者未能了然也。

论吴又可达原饮不可以治温病

北方医者治温病，恒用吴又可达原饮，此大谬也。吴氏谓崇祯辛巳，疫气流行，山东、浙江南北两道感者尤多，遂著《温疫论》一书。首载达原饮，为治瘟疫初得之方，原非治温病之方也。疫者，天地戾气，其中含有毒菌，遍境传染若役使然，故名为疫。因疫多病热，故名为瘟疫（病寒者名为寒疫），瘟即温也。是以方中以逐不正之气为主。至于温病，乃感时序之温气，或素感外寒伏于膜原，久而化热，乘时发动，其中原无毒菌，不相传染。治之者惟务清解其热，病即可愈。若于此鉴别未

精，本系温病而误投以达原饮，其方中槟榔开破之力既能引温气内陷，而厚朴、草果之辛温开散大能耗阴助热，尤非病温者所宜（病温者多阴虚，尤忌耗阴之药），虽有知母、芍药、黄芩各一钱，其凉力甚轻，是以用此方治温病者，未有见其能愈者也。且不惟不能愈，更有于初病时服之即陡然变成危险之证者，此非愚之凭空拟议，诚有所见而云然也。

愚初习医时，曾见一媪，年过六旬，因伤心过度，积有劳疾，于仲春得温病。医者投以达原饮，将方中草果改用一钱，谓得汗则愈。乃服后汗未出而病似加重，医者遂将草果加倍，谓服后必然得汗。果服后头面汗出如洗，喘息大作，须臾即脱。或疑此证之偾事，当在服达原饮将草果加重，若按其原方分量，草果只用五分，即连服数剂亦应不至汗脱也。答曰：草果性甚猛烈，即五分亦不为少。愚尝治脾虚泄泻服药不效，因思四神丸治

五更泻甚效，中有肉果，本草谓其能健脾涩肠，遂用健补脾胃之药煎汤送服肉果末五分。须臾觉心中不稳，六脉皆无，迟半点钟其脉始见。恍悟病人身体虚弱，不胜肉果辛散之力也。草果与肉果性原相近，而其辛散之力更烈于肉果，虽方中只用五分，而与槟榔、厚朴并用，其猛烈之力固非小矣。由斯观之，达原饮可轻用哉？

论吴氏《温病条辨》二甲复脉、三甲复脉二汤

《金匮》疟病门有鳖甲煎丸，治疟病以月一日发，当十五日愈，设不愈，当月尽解，如其不瘥，结为癥瘕，名曰疟母，此丸主之。夫鳖甲煎丸既以鳖甲为主药，是其破癥瘕之力多赖鳖甲，则鳖甲具有开破猛烈之性明矣。

愚曾治久疟不愈，单用鳖甲细末四钱，水送服。服后片时，觉心中怔忡殊甚，移时始愈。夫疟当未发之先，其人原似无病，而犹不受鳖甲之开破，况当病剧之候，邪实正虚，几不能支，而犹可漫投以鳖甲，且重用鳖甲乎？

审斯，则可进而与论吴氏《温病条辨》中二甲复脉及三甲复脉二汤矣。

吴氏二甲复脉汤所主之证，为热邪深入下焦，脉沉数，舌干齿黑，手指但觉蠕动，急防痉厥，二甲复脉汤主之，其方中重用鳖甲八钱。夫温病之邪下陷，大抵皆体弱之人。为其体弱又经外感之邪热多日铄耗，则损之又损，以致气血两亏，肝风欲动。其治法当用白虎加人参汤，再加生龙骨、生牡蛎各八钱。方中之义以人参补其虚，白虎汤解其热，龙骨、牡蛎以镇肝熄风。此用白虎加人参汤兼取柴胡加龙骨牡蛎汤之义。以熟筹完全，自能随手奏效也。

其三甲复脉汤，于二甲复脉汤中再加龟板一两，所主之证亦热邪深入下焦，热深厥

甚，脉细促，心中憺憺大动，甚则心中痛者，三甲复脉汤主之。

按：此证邪益盛，正益虚，肝风已动，乃肝经虚极将脱之候。鳖甲色青入肝，其开破之力注重于肝，尤所当忌。宜治以前方，以生山药八钱代方中粳米（生山药能代粳米和胃兼能滋真阴固气化），再用所煎药汤送服朱砂细末五分，亦可奏效。或问：吴氏为近代名医，何以治此二证不能拟方尽善？答曰：吴氏诚为近代名医，此非虚誉。然十全之医，世所罕觏。吴氏所短者，不善用白虎汤，而多所禁忌。是以书中谓脉浮而弦细者，不可用白虎汤；脉沉者，不可用白虎汤；汗不出者，不可用白虎汤；不渴者，不可用白虎汤。今观其二甲、三甲所主之证，一则脉沉数，一则脉细促，而皆不见有汗，皆未言渴，是皆在其禁用白虎例中，是以对于此二证不用白虎汤加减，而用复脉汤加减也。独不思龟板在《本经》亦主癥瘕，药房又皆用醋炙，其开破之力亦非轻也。

特是吴氏禁用白虎诸条，有可信者，有显与经旨背者，此尤不可不知。吴氏谓脉浮弦而细者禁用白虎，此诚不可用矣。至其谓脉沉者，汗不出者，不渴者皆禁用白虎，则非是。即愚素所经验者言之，其脉沉而有力者，当系热邪深陷，其气分素有伤损，不能托邪外出。治以白虎加人参汤，补气即以清热，服后其脉之沉者即起，而有力者亦化为和平矣。其脉或沉而微细者，若确审其蕴有实热，此少阴肾虚，伏气化热乘之，致肾气不能上潮以济心脉之跳动，是以其脉若与证相反。亦可治以白虎加人参汤，用鲜茅根二三两煮水以煎药（若无鲜茅根，干茅根亦可用），其性能发伏热外出，更能引药力自下上达，服后则脉之沉者即起，而微细者亦自复其常度矣。其汗不出者，若内蕴有实热，正可助以白虎汤以宣布其热外达，是以恒有病热无汗，服后即汗出而愈者，其有不能服即得汗，而其外达之力亦能引内蕴之热息息自皮肤透出，使内热暗消于无形。且吴氏原谓白虎汤为达热出表之剂，何以又谓无汗者禁用白虎乎？再者，白虎汤所主之证，两见于《伤寒论》，一在太阳篇，一在阳明篇。太阳篇提纲中，未言出汗，至阳明篇提纲中始有自汗出之文，由斯知外感之热，深入已实，无论有汗无汗，皆可投之，此为用白虎汤之定法。岂吴氏但记阳明篇用白虎汤之法，而忘太阳篇用白虎汤之法乎？又《伤寒论》用白虎汤之例，渴者加人参，其不渴而有实热者，单用白虎汤可知矣。吴氏则谓不渴者不用白虎汤，是渴者可但用白虎汤无须加人参也。由斯而论，吴氏不知白虎汤用法，并不知白虎加人参汤用法矣。夫白虎汤与白虎加人参汤，原为治温病最紧要之方，吴氏欲辨明温病治法，而对于此二方竟混淆其用法如此，使欲用二方者至望其所设禁忌而却步，何以挽回温病中危险之证乎？愚素于吴氏所著医案原多推许，恒于医界力为提倡，以广其传，而兹则直揭其短者，为救

人计，不敢为前贤讳过也。

尝考《吴氏医案》作于《温病条辨》之后。其作《温病条辨》时，似犹未深知石膏之性，故于白虎汤多所禁忌而不敢轻用，其方中生石膏分量只一两，又必煎汤三杯，分三次饮下。至其医案中所载之案，若中风、痿痹、痰饮、手足拘挛诸证，凡其脉洪实者，莫不重用生石膏，或数两，或至半斤，且恒连服，若此有胆有识，诚能深知石膏之性也。善哉，吴氏之医学可谓与年俱进矣。

论冬伤于寒春必病温及冬不藏精春必病温治法

尝读《内经》有"冬伤于寒，春必病温"之语，此中原有深义，非浅学者所易窥测也。乃笃信西说者，据病菌潜伏各有定期之说，谓病菌传于人身，未有至一月而始发动者，况数月乎。因此一倡百和，遂谓《内经》皆荒渺之谈，分毫不足凭信。不知毒气之传染有菌，而冬令严寒之

气，为寒水司天之正气，特其气严寒过甚，或人之居处衣服欠暖，或冒霜雪而出外营生，即不能御此气耳。是以寒气之中人也，其重者即时成病，即冬令之伤寒也。其轻者，微受寒侵，不能即病，由皮肤内侵，潜伏于三焦脂膜之中，阻塞气化之升降流通，即能暗生内热。迨至内热积而益深，又兼春回阳生触发其热，或更薄受外感以激发其热，是以其热自内暴发而成温病，即后世方书所谓伏气成温也。

至于治之之法，有清一代名医多有谓此证不宜发汗者。然仍宜即脉证之现象而详为区别。若其脉象虽有实热，而仍在浮分，且头疼、舌苔犹白者，仍当投以汗解之剂。然宜以辛凉发汗，若薄荷叶、连翘、蝉蜕诸药，且更以清热之药佐之。若拙拟之清解汤、凉解汤、寒解汤三方，斟酌病之轻重，皆可选用也。此乃先有伏气又薄受外感之温病也。

若其病初得即表里壮热，脉象洪实，其舌苔或白而欲黄者，宜投以白虎汤，再加宣散之品若连翘、茅根诸药。如此治法，非取汗解，然恒服药后竟自汗而解。即或服药后不见汗，其病亦解。因大队寒凉之品与清轻宣散之品相并，自能排逐内蕴之热，息息自腠理达于皮毛以透出也（此乃伏气暴发自内达外之温病，春夏之交多有之）。盖此等证皆以先有伏气，至春深萌动欲发，而又或因暴怒，或因劳心劳力过度，或因作苦于烈日之中，或因酣眠于暖室内，是以一发表里即壮热。治之者，只可宣散清解，而不宜发汗也。此冬伤于寒，春必病温之大略治法也。

《内经》又谓："冬不藏精，春必病温。"此二语不但为西医所指摘，即中医对此节经文亦恒有疑意。谓冬不藏精之人，若因肾虚而寒入肾中，当即成少阴伤寒，为直中真阴之剧证，何能迟至春令而始成温病？不知此二句经文原有两解，其所成之温病亦有两种，至其治法又皆与寻常治法不同。今试析言之，并详其治法。

冬不藏精之人，其所患之温病，有因猝然感冒而成者。大凡病温之人，多系内有蕴热，至春阳萌动之时，又薄受外感拘束，其热即陡发而成温。冬不藏精之人，必有阴虚，所生之热积于脏腑，而其为外感所拘束而发动，与内蕴实热者同也。其发动之后，脉象多数，息多微喘，舌上微有白苔，津液短少，后或干黄，或舌苔渐黑，状如斑点（为舌苔甚薄若有若无，故见舌皮变黑），或频饮水不能解渴，或时入阴分益加潮热。此证初得其舌苔白时，亦可汗解，然须以大滋真阴之药辅之。愚治此证，恒用连翘、薄荷叶各三钱，玄参、生地黄各一两，煎汤服之，得汗即愈。若服药后汗欲出仍不能出，可用白糖水送服西药阿斯必林二分许，其汗即出。或单将玄参、生地黄煎汤，送服阿斯必林一瓦，亦能得汗。若至热已传里，舌苔欲黄，或至黄而兼黑，脉象数而有力，然按之弦硬，非若阳明有实热者之洪滑，此阴虚热实之象，宜治以白虎加人参汤，更以生地黄代知母，生山药代粳米，煎一大剂，取汤一大碗，分多次温饮下。拙著《衷中参西录》三期六卷载有此方，附载治愈之案若干。可参观也。

又有因伏气所化之热先伏藏于三焦脂膜之中，迨至感春阳萌动而触发，其发动之后，恒因冬不藏精者其肾脏虚损，伏气乘虚而窜入少阴。其为病状，精神短少，喜偃卧，昏昏似睡，舌皮干，毫无苔，小便短赤，其热郁于中而肌肤却无甚热。其在冬令，为少阴伤寒，即少阴证，初得宜治以黄连阿胶汤者也。在春令，即为少阴温病。而愚治此证，恒用白虎加人参汤，以生地黄代知母，生怀山药代粳米，更先用鲜白茅根三两煎汤以之代水煎药，将药煎一大剂，取汤一大碗，分三次温饮下，每饮一次调入生鸡子黄一枚。初饮一次后，其脉当见大，或变为洪大，饮至三次后，其脉又复和平，而病即愈矣。此即冬不藏精，春必病温者之大略治法也。

上所论各种温病治法，原非凭空拟议也，实临证屡用有效，而后敢公诸医界同人也。

有温病初得即表里大热，宜治以白虎汤或白虎加人参汤者。其证发现恒在长夏，或在秋夏之交。而愚生平所遇此等证，大抵在烈日之中，或田间作苦，或长途劳役，此《伤寒论》所谓暍病也，亦可谓之暑温也。其脉洪滑有力者，宜用白虎汤。若脉虽洪大而按之不实者，宜用白虎加人参汤。又皆宜煎一大剂，分数次温饮下，皆可随手奏效。

论伏气化热未显然成温病者之治法

《内经》谓："冬伤于寒，春必温病"，此言伏气化热成温病也。究之伏气化热成温病者，大抵因复略有感冒，而后其所化之热可陡然成温，表里俱觉壮热。不然者，虽伏气所化之热深入阳明之腑，而无外感束其表，究不能激发其肌肉之热。是以治之者恒不知其为伏气化热，放胆投以治温病之重剂，是以其热遂永留胃腑致生他病。今试举一案以明之。

天津建设厅科长刘敷陈君，愚在奉时之旧友。于壬申正月上旬，觉心中时时发热，而周身又甚畏冷。时愚回籍，因延他医诊治，服药二十余剂，病转增剧，二便皆闭。再服他药，亦皆吐出。少进饮食，亦恒吐出。此际愚适来津，诊其脉弦长有力，然在沉分。知其有伏气化热，其热不能外达于表，是以心中热而外畏冷，此亦热深厥深之象也。俾先用鲜茅根半斤切碎，水煮三四沸，视茅根皆沉水底，其汤即成。取清汤三杯，分三次服，每服一次，将土狗三个捣为末，生赭石三钱亦为细末，以茅根汤送下。若服过两次未吐，至三次赭石可以不用。及将药服后，呕吐即止，小便继亦通下。再诊其脉，变为洪长有力，其心中仍觉发热，外表则不畏冷矣。其大便到此已半月未通下。遂俾用大潞参五钱煎汤，送服生石膏细末一两。翌晨大便下燥粪数枚，黑而且硬。再诊其脉，力稍缓，知心中犹觉发热。又俾用潞党参四钱煎汤，送服生石膏细末八钱。翌晨又下燥粪二十余枚，仍未见溏粪。其心中不甚觉热，脉象仍似有力，又俾用潞党参三钱煎汤，送服生石膏细末六钱。又下燥粪十余枚，后则继为溏粪，病亦从此痊愈矣。盖凡伏气化热窜入胃腑，非重用石膏不解，《伤寒论》白虎汤原为治此证之的方也。然用白虎汤之例，汗吐下后皆加人参，以其虚也。而此证病已数旬，且频呕吐，其元气之虚可知，故以人参煎汤送石膏，此亦仿白虎加人参汤之义也。至石膏必为末送服者，以其凉而重坠之性善通大便，且较水煮但饮其清汤者，其退热之力又增数倍也。

是以凡伏气化热，其积久所生之病，有成肺病者，有成喉病者，有生眼疾者，有患齿疼者，有病下痢者，有病腹疼者（即盲肠炎），其种种病因若皆由于伏气化热，恒有用一切凉药其病皆不能愈，而投以白虎汤或投以白虎加人参汤，再因证加减，辅以各病当用之药，未有不随手奏效者。此治伏气化热之大略也。至于拙著全书中，所载伏气化热之病甚多，其治法亦各稍有不同，皆可参观。

详论猩红热治法

自入夏以来，各处发生猩红热，互相传染。天气炎热而病益加多加剧，治不如法，恒至不救。夫猩红热非他，即痧疹而兼温病也。尝实验痧疹之证，如不兼温病，其将出未出之先，不过微有寒热，或头微疼，或眼胞微肿，或肢体微酸懒，或食欲不振。其疹既出之后，其表里虽俱觉发热，而实无炽盛之剧热。治之者始终投以清表（痧疹始终宜用表药，然宜表以辛凉，不宜表以温热）解毒之剂，无不愈者。即或始终不服药，听其自出自靥，在一星期间亦可自愈。此以其但有疹毒之热，而无温病之热相助为虐，故其病易愈耳。

至于疹而兼温者，则与斯迥异。其初病之时疹犹未出，即表里壮热，因疹毒之热尚未萌芽，而温病之热已炽盛也。治之者宜将薄荷、连翘、蝉蜕诸托表之药，与玄参、沙参、天花粉诸清里之药并用。其连翘可用三钱，薄荷叶、蝉蜕可各用钱半，玄参、沙参、花粉可各用五钱，再少加金银花、甘草解毒。若虑其痧疹不能透达，可用鲜茅根二两（如无可代以鲜芦根）水煮数沸，取清汤数盅，以之代水煎药，煎汤一大盅，温服，其疹必完全透出矣。或以外更用鲜茅根数两煎四五沸以其汤代茶，更佳。

若其痧疹虽皆透发于外，而火犹炽盛，且深入阳明之腑，其舌从前白者至此则渐黄，心中烦热异常，或气粗微喘，鼻翅煽动，或神昏谵语，脑膜生炎，其大便干燥，小便赤涩，此乃阳明胃腑大实之候。而欲治阳明胃腑之实热，

《伤寒论》白虎汤原为千古不祧之良方。为其兼有疹毒，可于方中加连翘二钱，羚羊角一钱（另煎兑服或锉细末送服，无力之家可以金银花二钱代之），再用鲜茅根或鲜芦根煮汤，以之代水煎药。方中若用生石膏二两，可煎汤两盅，分两次温服。若用生石膏三两，可煎汤三盅，分三次温服。一剂热未清者，可服至数剂，以服后热退，大便仍不滑泻为度。

若其胃腑虽有大热，因小便不利而大便滑泻者，白虎汤又不可骤服。宜先用滑石、生怀山药各一两，生杭芍八钱，连翘、蝉蜕各钱半，甘草三钱（此方即拙拟滋阴宣解汤），煎汤一大盅服之，其滑泻当即止。泻止之后，热犹不退者，宜于初次方中加滑石六钱，服之以退其热，仍宜煎汤数盅，徐徐温服。至于大热已退，疹已见靥，而其余热犹盛者，宜再治以滋阴清热解毒之剂，而仍少加托表之药佐之。方用玄参八钱，沙参、花粉各五钱，连翘、金银花、鲜芦根各三

钱，甘草二钱，可连服数剂。其热递减，药剂亦宜随之递减，追服至其热全消停服。以上诸方，若遇证兼喉痧者，宜于方中加射干、生蒲黄各三钱。惟治大便滑泻方中不宜加。可外用硼砂、生寒水石各二钱，梅片、薄荷冰各一分，共研细吹喉中。

按：猩红热本非危险之证，而所以多危险者，以其证现白虎汤证时，医者不敢放胆用白虎汤治之也。至愚治此证时，不但胃腑大实之候可放胆投以大剂白虎汤；即当其疹初见点，其人表里壮热，脉象浮洪，但问其大便实者，恒用生石膏一两或两半煎汤，送服西药阿斯必林二分，周身得微汗，其疹全发出而热亦退矣。

曾治一六七岁幼女，病温半月不愈。其脉象数而有力，肌肤热而干涩，其心甚烦躁，辗转床上不能安卧。疑其病久阴亏，不堪外感之灼热，或其瘟疹之毒伏藏未能透出，是以其病之现状若斯。问其大便，三日未行。

投以大剂白虎加人参汤，以生山药代粳米，又为加连翘二钱，蝉蜕一钱，煎汤两盅，分数次温饮下。连服二剂，大便通下，大热已退，心中仍骚扰不安。再诊其脉，已还浮分，疑其余热可作汗解，遂用阿斯必林一瓦和白糖冲水服之，周身得微汗，透出白痧若干，病遂愈。

由斯知阿斯必林原可为透发痧疹之无上妙药。而石膏质重气轻原亦具透表之性，又伍以最善发表之阿斯必林，其凉散之力尽透于外，化作汗液而不复留中（石膏煮水毫无汁浆，是以不复留中），是以胃腑之热未实而亦可用也。愚临证五十年，治此证者不知凡几，其始终皆经愚一人治者，约皆能为之治愈也。

愚初来津时，原在陆军为医正，未尝挂牌行医。时有中学教员宋志良君，其两儿一女皆患猩红热，延医治疗无效。因其素阅拙著《衷中参西录》，遂造寓恳求为之诊治。即按以上诸法为之次第治愈。其女年方九岁，受病极重，周身肌肤皆红。细审之，为所出之疹密布不分个数。医者见之，谓凡出疹若斯者，皆在不治之例，志良亦深恐其不治。愚曰：此勿忧，放胆听吾用药，必能挽救，不过所用之白虎汤中分量加重耳。方中所用之生石膏自三两渐加至六两（皆一剂分作数次服），始完全将病治愈（凡如此连次重用生石膏者，皆其大便甚实也，若大便不实者，不能如此重用）。志良喜甚，遂多刷广告数千张言明其事，以遍布于津沽，且从此授课之余勤苦习医，今已医术精通，救人伙矣。

按：白虎汤方原以石膏为主药，其原质系硫氧氢钙化合而成，宜生用最忌煅用。生用之则其硫氧氢之性凉而能散，以治外感有实热者，直胜金丹。若煅之则其所含之硫氧氢皆飞去；所余之钙经煅即成洋灰（洋灰原料石膏居多），能在水中结合，点豆腐者用之以代卤水。若误服之，能将人之血脉凝结，痰水锢闭。故煅石膏用至七八钱，即足误人性命。迨至偾事之后，犹不知其误在煅，不在石膏。转以为石膏煅用之其猛烈犹足伤人，而不煅者更可知矣。于斯一倡百和，皆视用石膏为畏途。是以《伤寒论》白虎汤原可为治猩红热有一无二之良方，而医者遇当用之时，竟不敢放胆一用，即或有用者，纵不至误用煅石膏，而终以生石膏之性为大寒，重用不过三四钱，不知石膏性本微寒，明载于《神农本经》，且质又甚重，三四钱不过一小摄耳，以微寒之药欲只用一小摄，以救炽盛之毒热，杯水车薪，用之果何益乎。是以愚十余年来，对于各省医学志报莫不提倡重用生石膏，深戒误用煅石膏。而河北全省虽设有医会，实无志报宣传，纵欲革此积弊，恒苦无所凭藉，殊难徒口为之呼吁。今因论猩红热治法论及石膏，实不觉心长词费也。

或问：诸家本草皆谓石膏煅用之则不寒胃，今谓若用煅石膏至七八钱即足误人性命，是诸家本草之说皆不可信欤？答曰：本草当以《本经》为主，其石膏条下未言煅用。至《名医别录》原附《本经》而行者，于石膏亦未言煅用。至宋时雷氏本草炮制书出，对于各药之制法论之最详，于石膏亦未言煅用。迨有明李氏《纲目》出始载：近人因其性寒火煅过用之，不伤脾胃。夫曰近人不过流俗之传说耳。从此以后之撰本草者，载其语而并将近人二字节去，似谓石膏之制法亘古如斯，不复研究其可否。此诚所谓人云亦云，以讹传讹也。且即用古人成方，原宜恪遵古人规矩，《伤寒论》白虎汤石膏下，只注打碎绵裹，未尝言煅，其径用生者可知。且煅者煮汤可代卤水点豆腐，是其性与卤水同也。友人桑素村（唐山人）曾言其姊曾饮卤水一两殉夫尽节，是卤水不可服明矣，岂性同卤水之煅石膏独可服乎？

或问：硫氧之性原热，石膏中既含有硫氧，何以其性转凉乎？答曰：硫氧之性虽热，而参之以氢与氧化合，即为水素，水之性原凉也。且硫氧相合即为西药硫酸，原与盐酸、硝酸同列于解热药中，既能解热，其性不当以凉论乎？不但此也，又如西药阿斯必林最能解热者也，其原料为杨柳皮液加硫酸制成也，西药规尼涅亦解热药也，其原料为鸡纳霜加硫酸制成（名硫酸规尼涅），或加盐酸制成（名盐酸规尼涅）也。又如犀角性凉为中西所共认，而化学家实验此物之原质，为石灰质少含硫质，既含有硫质又何以凉乎？而强为之解者，有谓硫氧之性少用则凉，多用则热者；有谓众原质相合可以化热为凉者。究之天之生物，凡具有特异之性者，其功效恒出于原质之外也。此乃物性之良能关于气化之精微，而不可徒即形迹之粗以推测也。

【附案】天津许姓学生，年八岁，于庚申仲春出疹，初见点两日即靥。家人初未介意。迟数日，忽又发热。

其父原知医，意其疹毒未透，自用药表之，不效。延他医治疗亦无效。偶于其友处见拙著《衷中参西录》，遂延为诊视。其脉象细数有力，肌肤甚热，问其心中亦甚热，气息微喘，干咳无痰，其咽喉觉疼，其外咽喉两旁各起疙瘩大如桃核之巨者，抚之则疼，此亦疹毒未透之所致也。且视其舌苔已黄，大便数日未行，知其阳明腑热已实，必须清热与表散之药并用，方能有效。遂为疏方，鲜茅根半斤（切碎），生石膏二两（捣细），西药阿斯必林一瓦半。先将茅根、石膏水煮四五沸，视茅根皆沉水底，其汤即成。取清汤一大碗，分三次温饮下，每饮一次，送服阿斯必林半瓦。初次饮后，迟两点钟再饮第二次。若初服后即出汗，后二次阿斯必林宜少用。如法将药服完，翌日视之，上半身微见红点，热退强半，脉亦较前平和，喉疼亦稍轻，其大便仍未通下。遂将原方茅根改用五两，石膏改用两半，阿斯必林改用一瓦，仍将前二味煎汤分三次送服阿斯必林。服后疹出见多，大便通下，表里之热已退十之八九，咽喉之疼又轻，惟外边疙瘩则仍旧。愚恐其所出之疹仍如从前之厝急，俾每日用鲜茅根四两以之煮汤当茶外，又用金银花六钱，甘草三钱，煎汤一大杯，分三次温服，每次送梅花点舌丹一丸（若在大人可作两次服，每次送服二丸）。如此四日，疙瘩亦消无芥蒂矣。

按：此证脉仅细数有力，原非洪大有力，似石膏可以少用，而方中犹用生石膏二两及两半者，因与若干之茅根同煮，而茅根之渣可以减去石膏之力也。

又按：此证若于方中多用羚羊角数钱，另煎汤兑药中服之，亦可再将疹表出。而其价此时太昂，无力之家实办不到，是以愚拟得茅根、石膏、阿斯必林并用以代之。凡证之宜用羚羊角者，可将此三味为方治之也。且此三味并用，又有胜于但用羚羊角之时也。第二卷羚羊角辨后有治愈之案可参观。

论天水散即六一散
治中暑宜于南方北方用之宜稍变通

河间天水散，为清暑之妙药。究之南方用之最为适宜；若北方用之，原宜稍为变通。盖南方之暑多挟湿，故宜重用滑石，利湿即以泻热。若在北方，病暑者多不挟湿，或更挟有燥气，若亦重用滑石以利其湿，将湿去而燥愈甚，暑热转不易消也。愚因是拟得一方，用滑石四两，生石膏四两，粉甘草二两，朱砂一两，薄荷冰一钱，共为细末，每服二钱，名之曰加味天水散。以治北方之暑病固效，以治南方之暑病，亦无不效也。方中之义，用滑石、生石膏以解暑病之热；而石膏解热兼能透表，有薄荷冰以助之，热可自肌肤散出；滑石解热兼能利水，有甘草以和之（生甘草为末服之最善利水，且水利而不伤阴），热可自小便泻出；又恐暑气内侵，心经为热所伤，故仿益元散之义加朱砂（天水散加朱砂名益元散）以凉心血，即以镇安神明，使不至怔忡瞀乱也。

又人受暑热未必即病，亦恒如冬令伏气伏于膜原，至秋深感凉气激薄而陡然暴发，腹疼作泻。其泻也，暴注下迫，恒一点钟泻十余次。亦有吐泻交作者，其甚者，或两腿转筋。然身不凉，脉不闭，心中惟觉热甚，急欲饮凉食冰者，此仍系暑热为病，实与霍乱不同。丁卯季夏，暑热异常，中秋节后发现此等证甚多，重用生石膏煎汤送服益元散，其病即愈。腹中疼甚者，可用白芍、甘草（益元散中甘草甚少，故加之）与石膏同煎汤，送服益元散。若泻甚者，可用生山药、甘草与石膏同煎汤，送服益元散；或用拙拟滋阴润燥汤（方在三期五卷，系滑石、生山药各一两，生杭芍六钱，甘草三钱）加生石膏两余或二两，同煎服，病亦可愈。其欲食冰者，可即与之以冰，欲饮井泉凉水者，可即与之以井泉水，听其尽量食之饮之无碍也。且凡吐不止者，若欲食冰，听其尽量食之，其吐即可止，腹疼下泻亦可并愈。其间有不并愈者，而其吐既止，亦易用药为之调治也。

论伏暑成疟治法

方书谓冬冷多温病，夏热多疟疾。此言冬日过冷，人身有伏寒，至春随春阳化热，即多成温病；夏日过热，人身有伏暑，至秋为薄寒所激发，即多生疟疾也。

丁卯季夏，暑热异常，京津一带因热而死者甚多，至秋果多疟疾。服西药金鸡纳霜亦可愈，而愈后恒屡次反复。姻家王姓少年，寄居津门，服金鸡纳霜愈疟三次后，又反复。连服前药数次，竟毫无效验。诊其脉，左右皆弦长有力。夫弦为疟脉，其长而有力者，显系有伏暑之热也。为开白虎汤方，重用生石膏二两，又加柴胡、何首乌各二钱，一剂而疟愈。恐未除根，即原方又服一剂，从此而病不反复矣。此方用白虎汤以解伏暑，而又加柴胡、何首乌者，凡外感之证其脉有弦象者，必兼有少阳之病，宜用柴胡清之；而外邪久在少阳，其经必虚，又宜用何首乌补之。二药并用，一扶正，一逐邪也。少阳与阳明并治，是以伏暑愈而疟亦随愈也。后旬日，病者至寓致谢，言从前服西药愈后，仍觉头昏、神瞀、心中烦躁。自服大剂石膏后，顿觉精神清爽，俯仰之间似别有天地，石膏之功用何其弘哉。愚曰：石膏为药品中第一良药，真有起死回生之功。然只宜生用，而不可煅用，余屡次登各处医学志报论之详矣。